Tanvi Khot
Priya Lele

Complicações de implantes

Tanvi Khot
Priya Lele

Complicações de implantes

ScienciaScripts

Imprint

Any brand names and product names mentioned in this book are subject to trademark, brand or patent protection and are trademarks or registered trademarks of their respective holders. The use of brand names, product names, common names, trade names, product descriptions etc. even without a particular marking in this work is in no way to be construed to mean that such names may be regarded as unrestricted in respect of trademark and brand protection legislation and could thus be used by anyone.

Cover image: www.ingimage.com

This book is a translation from the original published under ISBN 978-3-659-87184-9.

Publisher:
Sciencia Scripts
is a trademark of
Dodo Books Indian Ocean Ltd. and OmniScriptum S.R.L publishing group

120 High Road, East Finchley, London, N2 9ED, United Kingdom
Str. Armeneasca 28/1, office 1, Chisinau MD-2012, Republic of Moldova, Europe
Managing Directors: Ieva Konstantinova, Victoria Ursu
info@omniscriptum.com

Printed at: see last page
ISBN: 978-620-8-36716-9

RECONHECIMENTO

Quando expressamos a nossa gratidão, nunca devemos esquecer que a maior apreciação não é proferir palavras, mas viver de acordo com elas - John F. Kennedy

Por este meio, estendo a minha sincera gratidão e o meu mais profundo apreço a todos aqueles que foram fundamentais para a conclusão bem sucedida deste projeto.

Gostaria de estender a minha sincera gratidão e os meus sinceros agradecimentos à minha Professora e Orientadora de Pós-Graduação, **Dra. Priya Lele**, Professora Associada, Departamento de Periodontologia, BVDU, Pune. Esta Dissertação foi concebida e projectada sob a sua inestimável orientação.

Gostaria de expressar a minha sincera gratidão e profundo respeito pela **Dra. Vidya Dodwad**, Chefe do Departamento e Professora de Periodontologia, BVDU, Pune, pelo seu constante apoio e encorajamento.

Gostaria de agradecer aos meus professores **Dr. Vishakha Patil, Dr. Pramod Waghmare, Dr. Yogesh Khadtare, Dr. Pooja Pharne, Dr. Neelam Gavali, Dr. Nishita Bhosale, Dr. Sarah Marium, Dr. Manasi Yewale** por me terem encorajado ao longo de todo o processo.

Estou em dívida para com o meu pai, **Dr. Anil Khot**, a minha mãe, **Sra. Rajshri Khot,** a minha irmã**, Dra. Mitali Khot**, e o meu cunhado**, Dr. Madhav Makashir**, por me terem incutido uma forte paixão pela aprendizagem e por me terem dado um apoio incondicional em todos os meus esforços.

Gostaria de agradecer aos meus colegas **Dr. Akanksha Karale, Dr. Avneet Kaur, Dr. Shubhangi Behl** por toda a ajuda incessante. Gostaria de agradecer à minha **doutora** sénior, **Pratha Akolu**, e aos meus colegas juniores**, Dr. Srashti Mangal** e **Dr. Allen Naorem**, pelo seu apoio e ajuda constantes.

Obrigado!

Dr. Tanvi Khot

Índice

INTRODUÇÃO

Os implantes dentários tornaram-se uma abordagem terapêutica amplamente aceite para reabilitar pacientes parcial ou totalmente desdentados. [1]

A utilização de implantes aumentou devido ao aumento da população idosa, ao aumento da perda de dentes na população idosa, à incapacidade dos pacientes de utilizarem próteses amovíveis, à melhoria dos sistemas de implantes e à previsibilidade e benefícios das próteses suportadas por implantes. [2]

Quando um dente é perdido devido a uma lesão ou doença, uma pessoa pode sofrer complicações como uma rápida perda óssea, uma fala defeituosa ou alterações no padrão de mastigação que resultam em desconforto. [3]

A substituição de um dente perdido por um implante dentário pode melhorar significativamente a qualidade de vida e a saúde do paciente. [2]

A implantologia dentária é uma estratégia bem estabelecida no tratamento do edentulismo parcial ou total que ultrapassa muitas das limitações das próteses fixas ou removíveis convencionais.

Um implante dentário é uma estrutura feita de material aloplástico implantado nos tecidos orais sob a mucosa ou periósteo ou dentro ou através do osso para proporcionar retenção e suporte para uma prótese dentária fixa ou amovível.

A boa documentação científica a longo prazo dos implantes dentários e os novos biomateriais e a utilização de biomateriais melhorados, como superfícies de implantes, liga de titânio e zircónio, substitutos ósseos e membranas de barreira, facilitaram a expansão da terapia com implantes para a prática clínica diária.

Os conceitos de tratamento melhorados permitiram aos médicos oferecer melhores resultados de tratamento, períodos de cicatrização mais curtos e menor morbilidade cirúrgica aos doentes.

A colocação de implantes tornou-se muito comum em todo o mundo. Mesmo os médicos que não têm formação clínica adequada começaram a praticar colocações de implantes difíceis nas suas clínicas depois de frequentarem cursos de curta duração sobre implantes, o que pode ser uma das razões para o aumento das complicações e das taxas de insucesso dos implantes.

Por conseguinte, é necessário dominar a capacidade de gerir as complicações dos implantes.

Osteointegração:

O principal objetivo da colocação de implantes é conseguir e manter uma ligação íntima entre o osso e o implante. Este conceito é conhecido como osseointegração dentária. Brânemark e colegas descreveram pela primeira vez a osseointegração como o contacto direto entre um implante e o osso vivo ao nível do microscópio ótico. A osseointegração é o principal processo biológico e biofísico que tornou a terapia com implantes dentários previsivelmente eficaz na substituição de dentes perdidos. A osseointegração é definida clinicamente como a fixação rígida assintomática de um material aloplástico (implante) no osso com a capacidade de suportar forças oclusais. Definida histologicamente, a osteointegração é a ligação estrutural e funcional direta entre o osso vivo e organizado e a superfície de um implante de suporte de carga, sem a intervenção de tecido mole entre o implante e o osso.

Os factores que são fundamentais para aconselhar uma osseointegração bem sucedida do implante são os seguintes

1. Utilização de material biologicamente compatível, como o titânio puro

2. Superfície do implante livre de contaminação e local de implantação livre de doenças infecciosas e outras

3. Utilização de uma técnica de inserção atraumática que minimiza os danos térmicos no osso

   A. Brocas afiadas

   B. Aumento gradual da largura do local do implante utilizando brocas graduadas

   C. Arrefecimento da broca durante a perfuração

   D. Broca de velocidade ultra-baixa e binário elevado para perfuração do local do implante e inserção do implante

4. Aproximação da superfície do implante ao osso circundante

   A. Precisão no desenvolvimento do local e na inserção do implante

   B. Punção de osso cortical denso

5. Atraso na colocação do implante (colocação da prótese), dando tempo para que ocorra o processo biológico de osteointegração.

PARTES DO IMPLANTE

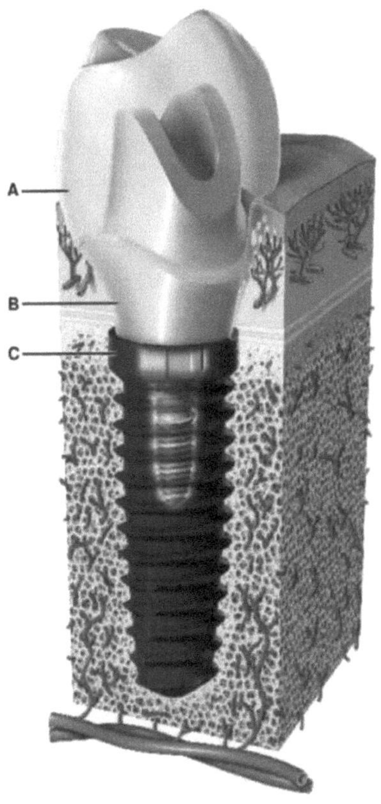

Componentes do implante restaurado. A, Coroa do implante. B, Pilar. C, Fixação do implante.

Indicações dos implantes

Single unit toothless gap with healthy adjacent teeth
Partial edentulism
Complete edentulism
Patients who cannot tolerate a removable denture
Patients with high aesthetic and/or functional demands.

Contra-indicações dos implantes:

Recent myocardial infarction
Cerebrovascular accident
Valvular prosthesis surgery
Drug abuse
Intravenous bisphosphonate use
Psychiatric illness, Terminal illness (evolving cancer)
Tumoricidal radiation to implant site (active treatment of malignancy)
Surgeon's lack of experience
Inability to prosthodontically restore the implant(s)
Collagen and bone diseases (osteomalacia, osteogenesis imperfecta, Paget disease)
Immunosuppressive disorders/AIDS
Hyperactive involuntary muscle movements (Parkinson disease, Huntington chorea)
Patient younger than 16 years

Contra-indicações relativas à colocação de implantes

Blood dyscrasia (anaemia, sickle cell anaemia, polycythaemia vera, purpura, granulocytopenia)
Pulmonary problems (asthma, bronchitis, emphysema)
Anticoagulant therapy
Psychiatric or psychologic disorders
Mental retardation
Chemotherapy
Tobacco use
Osteoporosis
Diabetes
Human immunodeficiency virus (HIV)
Hypothyroidism
Immunosuppression therapy
Positive interleukin-1 genotype
Lupus
Renal insufficiency
Scleroderma
Pregnancy
Elderly patients
Cervicofacial irradiation

Vantagens da prótese implanto-suportada

• Maintains bone
• Restore and maintain occlusal vertical dimension
• Maintain facial aesthetics (muscle tone)
• Improve aesthetics (teeth positioned for appearance versus decreasing denture movement)
• Improve phonetics
• Improve occlusion
• Increase prosthesis success
• Improve masticatory performance/maintain muscles of mastication and facial expression
• Reduce size of prosthesis
• Provide fixed and removable prostheses
• Improve stability and retention of removable prostheses
• Increase survival times of prostheses
• No need to alter adjacent teeth
• More permanent replacement
• Improve psychological health
• Overall health improved

Lista de verificação dos factores de risco

Factores de risco gerais

Age (very young or elderly)
Compromised medical condition
Compromised psychologic condition
High aesthetic demands
Tobacco use
Alcohol abuse
Temporomandibular disorders
Periodontal disease
Occlusal trauma
Small jaw opening
Poor oral hygiene
Low bone density
Buccal concavity
Narrow alveolar ridge
Vertical bone resorption
Excessive or inadequate vertical restorative space
Excessive or inadequate horizontal restorative space
Acute lesions
Chronic lesion distant from the implant zone

Factores de risco estético

12

Gingival smile line
Thin and/or scalloped gingiva
Crestal bone height deficiency
Bone infection at the crest
Reduced height of the keratinized gingiva
Position of interdental contact point relative to the crestal bone level (distance of < 5 mm represents less of a risk than distance of > 5 mm)
Amount of interdental contact (a small area of contact represents a higher risk than a large area of contact)
Absence of a bony papilla (septum) between two implants
Unstable provisional restoration

Functional risk factors

Bruxism
Clenching
Tongue thrusting
Large tongue size
Compromised position of the planned implant in the mouth

Occlusal risk factors

Unfavourable direction of load
Wide occlusal table
Lateral occlusal contact on the implant-supported prosthesis only

Factores de risco biomecânicos

13

Small implant diameter
Short implant
Connection of prosthesis to natural teeth
Unsplinted implant crowns
Straight (rather than tripod) configuration of implants
Excessive pontic
Use of cantilever
Implants offset from the centre of the prosthesis
Excessive restoration height
Unsatisfactory primary implant stability
Lack of passive prosthetic fit
Cemented prosthesis
Mandibular flexure
Immediate loading

HISTÓRIA

De 1500 a 1800: Na Europa, os dentes eram recolhidos dos mais desfavorecidos ou dos cadáveres para serem utilizados em alotransplantes. Durante este período, o Dr. John Hunter pôde observar em grande pormenor a anatomia da boca e do maxilar. Em 1700, o Dr. Hunter sugeriu o transplante de dentes de um ser humano para outro; a sua experiência envolveu a implantação de um dente incompletamente desenvolvido na crista de um galo. Observou um fenómeno espantoso: o dente ficou firmemente incorporado na crista do galo e os vasos sanguíneos do galo cresceram diretamente para a polpa do dente. [4,5] Em 1809, J. Maggiolo inseriu um tubo de implante de ouro num local de extração recente. Este local foi deixado a cicatrizar e mais tarde foi adicionada uma coroa; infelizmente, houve uma inflamação extensa da gengiva que se seguiu ao procedimento. Foram utilizadas outras substâncias como implantes, nomeadamente cápsulas de prata, porcelana ondulada e tubos de irídio. [4,6]

O Dr. EJ Greenfield, em 1913, colocou um "cilindro oco treliçado de irídio-platina de calibre 24 soldado com ouro de 24 quilates" como raiz artificial para "encaixar exatamente na incisão circular feita para o efeito no osso maxilar do doente"[7] . Na década de 1930, dois irmãos, os Drs. Alvin e Moses Strock, fizeram experiências com parafusos ortopédicos feitos de Vitallium (liga de crómio-cobalto). Observaram cuidadosamente como os médicos colocavam com sucesso implantes no osso da anca, pelo que os implantaram em humanos e cães para restaurar dentes individuais. O parafuso de Vitallium proporcionava ancoragem e suporte para a substituição do dente em falta. Estes irmãos foram reconhecidos pelo seu trabalho na seleção de um metal biocompatível para ser utilizado na dentição humana. [8] Os irmãos Strock foram também considerados os primeiros a colocar o primeiro implante endosteal (no osso) com êxito. Em 1938, o Dr. P.B. Adams patenteou um implante endósseo cilíndrico com rosca interna e externa; tinha um colar gengival liso e uma tampa de cicatrização[9] . Um implante endósseo pós-tipo foi desenvolvido por Formiggini ("Pai da Implantologia Moderna") e Zepponi na década de 1940. O desenho em espiral do implante em aço inoxidável permitiu que o osso crescesse para dentro do metal. [8] Este implante em espiral foi feito através da construção de um fio de aço inoxidável sobre si mesmo. O Dr. Perron Andres, de Espanha, modificou o desenho em espiral de Formiggini para incluir um eixo sólido na construção. [8]

O Dr. Raphael Chercheve, de França, acrescentou ao desenho em espiral a criação de brocas para facilitar a inserção do implante para um melhor ajuste. À medida que a progressão da descoberta de implantes continuava, o implante subperiosteal (no osso) foi desenvolvido na década de 1940 por Dahl na Suécia. O desenho original do implante de Dahl envolvia pilares planos e parafusos que assentavam sobre a crista do rebordo alveolar. O trabalho de Dahl foi continuado por Gershkoff e Goldberg, bem como por Weinberg, nos Estados Unidos, entre 1947 e 1948. [8] Gershkoff e Goldberg produziram um implante de cobalto-crómio-molibdénio com uma extensão do desenho de Dahl para incluir o rebordo oblíquo externo[10] . Lew, Bausch e Berman, em 1950, prosseguiram a investigação sobre o implante subperiosteal. Lew utilizou um método de impressão direta que utilizava menos suportes sobre a crista do rebordo. [8] Na década de 1950, o Dr. Bodine observou vários pacientes das forças armadas; o desenho da estrutura parecia ser agora mais simples e verificou que eram necessárias menos escoras ou vigas. Os orifícios para os parafusos estavam localizados em áreas onde o osso tinha maior resistência e espessura. [11] Esta década também incluiu as inovações do Dr. Lee, que introduziu a utilização de um implante endósseo com um pilar central.

Vários designs de implantes expandiram-se na década de 1960. O Dr. Cherchieve criou um implante em espiral duplamente helicoidal; era feito de cobalto e crómio[12] O desenho básico em espiral foi transformado numa placa plana com várias configurações pelo Dr. Leonard Linkow em 1963. Em 1967, foram introduzidas por Linkow duas variações do implante de lâmina, tornando possível a sua colocação na maxila ou na mandíbula. Linkow desenvolveu o implante Ventplant 8. O implante em lâmina é atualmente reconhecido como um implante endósseo.

Em 1978, o Dr. P. Brânemark apresentou um implante roscado de titânio de duas fases em forma de raiz; desenvolveu e testou um sistema que utilizava parafusos de titânio puro, que designou por fixações. [13] Estes foram colocados pela primeira vez nos seus pacientes em 1965, tendo sido os primeiros implantes dentários bem documentados e os mais bem conservados até à data. O primeiro doente de Brânemark apresentava deformações graves da mandíbula e do queixo, ausência congénita de dentes e dentes desalinhados. Foram colocados quatro implantes na mandíbula. Estes implantes integraram-se num período de seis meses e permaneceram no lugar durante os 40 anos seguintes. [14] O seu estudo foi descoberto acidentalmente em 1952, quando estudava o fluxo sanguíneo em fémures de coelhos através da colocação de câmaras de titânio no seu osso; com o tempo, a câmara ficou firmemente fixada ao osso e não podia ser removida. [15] O osso ligou-se à superfície de titânio. De facto, se ocorresse uma fratura, esta ocorria sempre entre osso e osso, nunca entre o osso e o implante. Ele transpôs esta ideia para a medicina dentária. Com o seu implante surgiu o conceito de "osseointegração" e a confiança de que a educação sobre implantes dentários poderia ser introduzida nos currículos das escolas de medicina dentária. Este termo foi aperfeiçoado e definido por Brânemark como "uma ligação estrutural e funcional direta entre o osso ordenado e vivo e a superfície de um implante de suporte de carga". O implante original de Brânemark foi criado como cilíndrico; mais tarde, surgiram formas cónicas. Após o implante Brânemark, foram introduzidos muitos outros tipos de implantes, incluindo o implante pulverizado ITI, o implante Stryker, o implante IMZ e o implante CoreVent[16]

Duas outras pessoas pioneiras da implantologia moderna foram o Dr. Schroder e o Dr. Straumann da Suíça. Fizeram experiências com metais utilizados na cirurgia ortopédica para ajudar a fabricar implantes dentários.[17] Os principais factores que determinaram a escolha de um sistema de implante endósseo em detrimento de outro incluíam o desenho, a rugosidade da superfície, considerações protéticas, a facilidade de inserção no osso, os custos e o sucesso obtido ao longo do tempo. O Dr. Tatum introduziu o implante omni R no início da década de 1980; tinha aletas horizontais feitas de liga de titânio. [18] O Dr. Niznick introduziu o implante Core-Vent no início da década de 1980. Era um implante de cesto oco com uma peça roscada que ajudava a encaixar o osso; também fabricou o implante Screw-Vent que tinha um revestimento de hidroxiapatite. Este revestimento superficial tinha como objetivo permitir uma adaptação mais imediata do osso à superfície do implante. As inovações mais recentes em matéria de implantes dentários envolvem a utilização de flúor, antibióticos, factores de crescimento e laminan.

Uma das principais razões para a modificação das superfícies dos implantes dentários é diminuir o tempo de cicatrização para a osseointegração. A superfície de um implante dentário é a única parte que está em contacto com o bio-ambiente e a singularidade da superfície dirige a resposta e afecta a resistência mecânica da interface implante/tecido. A camada de tratamento da superfície do implante é necessária para aumentar a área de superfície funcional da interface implante-osso, de modo a que o stress seja transferido eficazmente. Para além disso, o revestimento da superfície promove a aposição óssea. [19]

Este tratamento pode incluir tratamentos mecânicos (maquinagem e jato de areia, por exemplo), tratamentos químicos (ataque ácido, por exemplo), tratamentos electroquímicos (oxidação anódica), tratamentos de vácuo, tratamentos térmicos e tratamentos a laser. [20] Também se demonstrou que a rugosidade da superfície influencia a produção de citocinas e de factores de crescimento pelos osteoblastos; o aumento da rugosidade da superfície permitiu a produção do fator de crescimento transformador beta, que aumentou diretamente a propagação das células osteoblásticas. [21] A rugosidade da superfície de um implante tem um efeito irrefutável no movimento das células, bem como no crescimento celular

Os vários tipos de complicações associadas aos implantes dentários são os seguintes:

Mechanical Complications	Technical Complications	Biological Complications
Screw Loosening	Fracture of veneering porcelain	Adverse soft tissue reactions
Screw Fracture	Fracture in framework in implant supported fixed partial dentures.	Sensory Disturbances
Cement Fracture		Progressive marginal bone loss, loss of integration.

Na presente Dissertação de Biblioteca, discuti em pormenor as complicações cirúrgicas associadas aos implantes dentários e apresentei uma visão geral das complicações mecânicas e técnicas.

CONSIDERAÇÕES BÁSICAS

A hemorragia durante a cirurgia é expetável e normalmente fácil de controlar. No entanto, se um vaso de grandes dimensões for incisado ou lesionado durante a cirurgia, a hemorragia pode ser difícil de controlar.

A hemorragia grave de um vaso inacessível pode ser fatal, não por exsanguinação, mas sim como resultado da obstrução das vias respiratórias. Isto é mais problemático quando o ponto de hemorragia é inacessível e interno.

Embora a incidência de uma hemorragia com risco de vida resultante de uma cirurgia de implante seja extremamente baixa, a gravidade do problema justifica a atenção de todos os que participam neste tipo de cirurgia.

Os médicos devem estar conscientes do risco e estar preparados para atuar rapidamente. É importante reconhecer que a hemorragia, embora considerada uma complicação no momento da cirurgia, pode tornar-se uma complicação grave nas horas e dias após a cirurgia.

- Petéquias: Uma pequena mancha vermelha ou púrpura causada por hemorragia na pele. (<2 mm de diâmetro).

- Púrpura: Uma erupção de manchas roxas na pele causada por hemorragia interna de pequenos vasos sanguíneos. (2 a 10 mm de diâmetro) [23]

- Equimose: Uma descoloração da pele resultante de hemorragia subjacente, normalmente causada por nódoas negras. Reflectem a presença de sangue no tecido devido à lesão de pequenos capilares e vasos sanguíneos na pele ou nas membranas mucosas. Estas manchas não são elevadas, são arredondadas ou irregulares e inicialmente têm uma cor vermelho-azulada ou arroxeada. Podem ser visíveis apenas no local da lesão ou podem estender-se até ao bordo inferior da mandíbula. (>10 mm de diâmetro) [24]

- Hematomas: Um hematoma (contusão) é uma acumulação de sangue, normalmente um coágulo num órgão, espaço ou tecido, que se deve a uma rutura na parede de um vaso sanguíneo. Se se desenvolver um hematoma, o gelo pode reduzir a quantidade de inchaço e pode ser vantajoso elevar um local magoado para facilitar a saída do sangue da área. [24]

A hemorragia pode ser classificada em 3 categorias principais:

- Hemorragia primária -

Hemorragia que ocorre no período intra-operatório.

Esta situação deve ser resolvida durante a operação, devendo quaisquer hemorragias importantes ser registadas nas notas operatórias e o doente ser acompanhado de perto no pós-operatório.

- Hemorragia reacionária -

Ocorre nas 24 horas seguintes à operação

Ocorre quando a pressão sanguínea do doente aumenta (por vezes após fluidoterapia) e desloca o coágulo sanguíneo. A maioria dos casos de hemorragia reacional resulta de uma ligadura que escorrega ou de um vaso perdido. Estes vasos são frequentemente esquecidos no intra-operatório devido à hipotensão e vasoconstrição intra-operatórias, o que significa que esta hemorragia só ocorre quando a pressão arterial normaliza no pós-operatório

- Hemorragia secundária -

Ocorre 7-10 dias após a cirurgia

A hemorragia secundária deve-se frequentemente à erosão de um vaso devido a uma infeção disseminada. A hemorragia secundária é mais frequentemente observada quando uma ferida muito contaminada é fechada primariamente

INVESTIGAÇÕES

i) Historial médico:

Ao planear um procedimento cirúrgico de implante, o primeiro passo é uma revisão completa do historial médico do paciente. Este passo crucial revelará quase sempre a presença de quaisquer complicações médicas e contra-indicações para a cirurgia.

É a melhor prevenção para os problemas hemorrágicos.

O doente deve ser questionado sobre quaisquer eventos hemorrágicos no passado, história familiar, hipertensão, história de doença hepática não alcoólica, consumo de álcool ou medicamentos que interfiram com a coagulação normal, como aspirina, anticoagulantes, etc.

Se alguma destas situações estiver presente, devem ser consideradas as seguintes medidas

Consultar o médico principal do doente. Orientar o doente para deixar de consumir álcool e/ou de tomar medicamentos que possam interferir com a coagulação 1 a 2 dias antes da cirurgia, uma vez que estas substâncias predispõem o doente para o desenvolvimento de hemorragias graves devido a um traumatismo mínimo. Solicitar um tempo de protrombina (TP) antes da cirurgia.

ii)   Radiografias:

A análise cuidadosa das radiografias é outro fator importante na prevenção de complicações hemorrágicas. As radiografias devem incluir toda a área da cirurgia, incluindo os ápices dos dentes a extrair e todas as estruturas anatómicas relacionadas, como o nervo alveolar inferior, o forame mental e os seios maxilares.

As radiografias intra-orais e panorâmicas são adequadas para a consulta inicial; no entanto, recomenda-se vivamente a realização de uma TAC antes da cirurgia de implante.

iii)   Gestão:

O médico deve estar ciente e preparado para lidar com hemorragias nos tecidos moles, ossos e artérias.

HEMORRAGIA DOS TECIDOS MOLES

O sinal mais comum de hemorragia nos tecidos moles é uma contusão ou hematoma. A contusão surge como resultado de hemorragia intra ou pós-operatória nos espaços dos tecidos moles, especialmente nos espaços do tecido subcutâneo, adjacentes ao local da cirurgia. A probabilidade e a gravidade da hemorragia são influenciadas pela saúde sistémica do doente, pelo tamanho do retalho e pela anatomia do local. Os hematomas são designados de acordo com o seu diâmetro: petéquias (< 2 mm), púrpura (2 a 10 mm) e equimoses (> 10 mm). [14]

As técnicas cirúrgicas seguintes minimizam a hemorragia dos tecidos moles:

-Manter uma visualização clara e acesso ao campo operatório com iluminação e aspiração adequadas.

-Evitar incisões de libertação verticais, sempre que possível, a favor do retalho em envelope.

-Incidir de forma limpa.

-Evitar esmagar ou rasgar tecidos moles.

-Suavizar as zonas ósseas afiadas.

-Eliminar o tecido de granulação.

-Identificar e tratar pequenas artérias sangrentas dos tecidos moles.

-Colocar suturas suficientes.

Para controlar a hemorragia dos tecidos moles, as técnicas seguintes são eficazes:

-Pedir ao doente para morder uma gaze de 2 polegadas durante 30 minutos.

-Controlar os pontos de hemorragia com electrocautério.

-Aplicar pressão direta sobre os vasos que sangram.

Se isto não for bem sucedido, fixar o vaso com um hemostato e ligá-lo com uma sutura reabsorvível embebida em líquido hemostático, como Hemodent, ViscoStat ou Astringedent.

Hemorragia óssea

Hemorragia de um alvéolo de extração

A hemorragia de um alvéolo de extração pode ser controlada colocando no alvéolo um dos seguintes produtos

Gelatina absorvível -Gelfoam

-Celulose regenerada oxidada Surgicel

-Trombina bovina tópica

-Colagénio microfibrilar Avitene

-Colagénio reticulado -HeliPlug

Hemorragia de uma artéria óssea

Se a fonte de hemorragia for uma artéria óssea ou um canal nutritivo, existem três opções de tratamento:

1. O osso adjacente pode ser esmagado no orifício hemorrágico com um polidor de bolas ou um elevador periosteal.
2. A cera óssea pode ser aplicada sobre o canal nutritivo.
3. Pode ser utilizado o electrocautério.

Hemorragia durante a preparação da osteotomia

A hemorragia durante a preparação da osteotomia pode ser causada por uma lesão numa artéria dentro do osso. Normalmente, a colocação do implante estanca a hemorragia. Se a causa for uma lesão da artéria alveolar inferior, a colocação do implante deve ser interrompida e deve ser colocada gaze com iodofórmio no alvéolo; pode ser aplicada pressão sobre esta com uma compressa de gaze. Quando a hemorragia estiver controlada, o tecido mole pode ser suturado sobre a gaze iodofórmica; os retalhos aplicarão pressão. O doente deve morder a gaze para exercer pressão adicional sobre o local. A gaze de iodofórmio pode ser removida após 5 a 7 dias.

CAUSAS DE PERDA DE SANGUE DURANTE UM PROCEDIMENTO CIRÚRGICO:

A quantidade de hemorragia associada a um procedimento cirúrgico depende de inúmeros factores, tais como a extensão da reflexão do retalho, a gestão dos tecidos moles, a anatomia do doente, a saúde sistémica, bem como o tempo necessário para concluir o tratamento, a dimensão da cirurgia, a utilização de vasoconstritores, a pressão arterial, os medicamentos, a inflamação dos tecidos e o estado de saúde do doente.

i) LOCALIZAÇÃO DO IMPLANTE

Os implantes dentários que causaram complicações hemorrágicas localizavam-se mais frequentemente na mandíbula, na região dos caninos, seguidos dos incisivos e da zona dos primeiros pré-molares.

A localização dos vasos sanguíneos mais importantes na mandíbula e a sua relação com o nervo alveolar mandibular e a placa cortical é explicada pela presença das artérias sublingual e submental nestas áreas. A região do canino é identificada como a zona mais vulnerável, uma vez que as artérias estão mais próximas da placa lingual e da crista alveolar. A localização dos canais linguais coincidiu com os locais mais frequentes de hemorragia importante durante a colocação de implantes - sendo as áreas dos incisivos mandibulares e dos caninos as zonas de maior risco. [15]

ii) TEMPO DE HEMORRAGIA

A hemorragia pode ocorrer imediatamente após a colocação do implante (70,6% dos doentes) ou no pós-operatório imediato e até 7 horas após a cirurgia.

Uma possível explicação para este facto é que uma artéria lacerada sangra lenta mas persistentemente, enquanto a secção arterial completa pode dar origem a vasoespasmo que, combinado com a utilização de vasoconstritores durante a cirurgia, pode atrasar a hemorragia durante várias horas. [16]

iii) ANATOMIA

A artéria submentoniana é o maior dos ramos cervicais da artéria facial, sendo o seu ponto de saída logo após a saída da glândula submandibular. A artéria sublingual é o terceiro ramo e supre a glândula sublingual, o genioglosso, o genio-hióideo, o milo-hióideo, a mucosa bucal e gengival e a mandíbula. Os ramos terminais das artérias sublinguais direita e esquerda anastomosam-se no forame lingual, na face posterior da mandíbula. As variantes anatómicas dos ramos sublingual e submental e as suas trajectórias são classificadas em quatro tipos.

No tipo I, a apresentação mais comum, a artéria corre tipicamente medialmente à glândula sublingual (92% dos casos), em contraste com os tipos II-IV (45% dos casos), e encontra-se mais longe da placa lingual do que nos outros tipos. Isto significa que o risco de lesão arterial é maior na presença dos tipos II-IV, devido à maior proximidade da placa lingual. No caso do tipo I, o risco é menor, pois a artéria está localizada mais distante da placa lingual e corre medialmente à glândula sublingual. O diâmetro desses vasos variava de 1,7 a 2 mm e não estava relacionado à idade do paciente. [17]

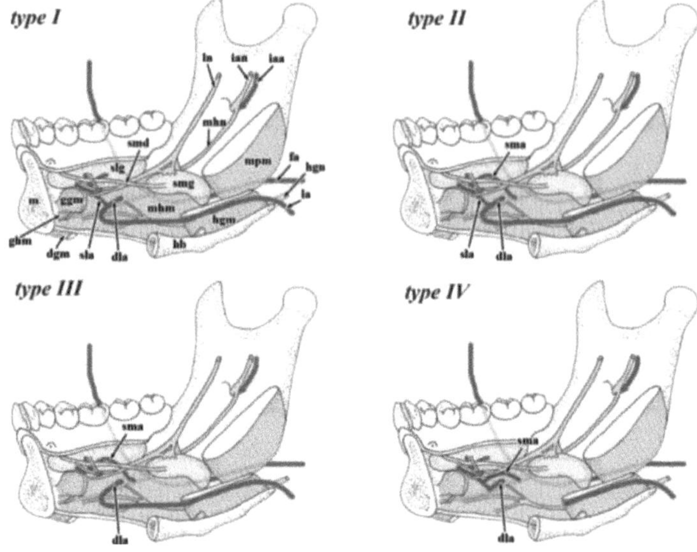

iv) COMPRIMENTO DO IMPLANTE

Todos os implantes que causaram hemorragia tinham 15 mm de comprimento ou mais nos artigos em que o comprimento do implante foi especificado. Mardinger *et al.* verificaram que a distância média dos vasos sanguíneos mandibulares à crista alveolar era de 15 mm nas regiões dos incisivos e caninos mandibulares e de 19 mm na zona dos molares. Por conseguinte, é aconselhável utilizar implantes mais curtos nas regiões dos incisivos e dos caninos, devido à maior proximidade das artérias à crista alveolar. A maior parte dos vasos sanguíneos acima do músculo milo-hióideo estavam localizados na zona dos caninos (68,7%) - aumentando assim o risco de hemorragia. [15]

HEMORRAGIA ARTERIAL

As principais artérias em risco de lesão durante a colocação de implantes são as artérias palatina maior, incisiva/nasopalatina, facial, lingual, sublingual e submental. [18] O conhecimento da sua anatomia ajuda a evitar lesões durante a cirurgia.

HEMORRAGIA ARTERIAL NO MAXILAR

- Artéria palatina maior

A artéria maxilar supre estruturas profundas da face. Ela se ramifica a partir da artéria carótida externa bem na profundidade do colo da mandíbula. A artéria maxilar, o maior dos dois ramos terminais da artéria carótida externa, nasce atrás do colo da mandíbula e, inicialmente, está embebida na substância da glândula parótida; passa para a frente entre o ramo da mandíbula e o ligamento esfenomandibular e, em seguida, corre, superficial ou profundamente ao músculo pterigoide lateral, para a fossa pterigopalatina. A artéria maxilar supre as estruturas profundas da face e pode ser dividida em porções mandibular, pterigoide e pterigopalatina. A artéria maxilar entra na fossa pterigopalatina através da fissura pterigomaxilar, aproximadamente 16,6 mm acima do assoalho nasal. A artéria alveolar superior posterior, a artéria infra-orbital e a artéria palatina descendente ramificam-se a partir da porção da artéria maxilar que se encontra na fossa.

A artéria infra-orbital dá origem às artérias alveolares superiores anteriores após sair do forame infra-orbital. A artéria palatina descendente percorre uma curta distância dentro da fossa pterigopalatina antes de entrar no canal palatino maior, onde percorre aproximadamente 10 mm em direção inferior, anterior e ligeiramente medial. Dentro do canal palatino maior, as artérias palatinas menores se ramificam para suprir o palato mole e as amígdalas. A artéria palatina descendente sai do forame palatino maior na região dos segundos e terceiros molares e atravessa o palato duro até o forame incisivo, através do qual entra na cavidade nasal. A artéria esfenopalatina, o ramo terminal da artéria maxilar, passa através do forame esfenopalatino para irrigar a parede lateral do nariz como artéria nasal lateral posterior. Após cruzar o teto da cavidade nasal, seus ramos septais se anastomosam com ramos da artéria palatina maior no septo. [18]

Ao incisar e refletir um retalho palatino na proximidade da artéria palatina maior, a ponta do elevador periosteal deve ser sempre mantida no osso para evitar lesões neste vaso. [19]

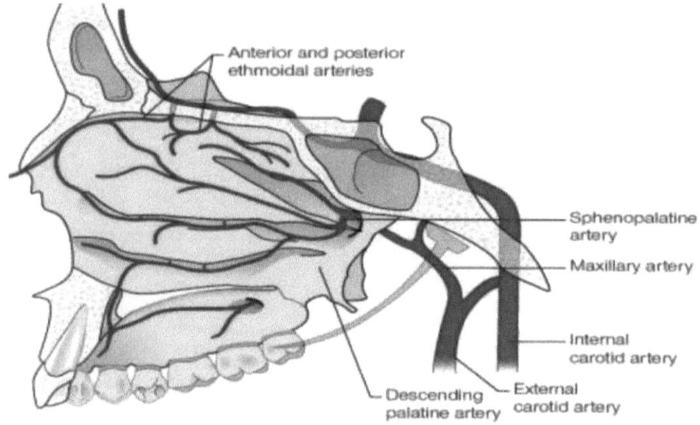

- Artéria nasopalatina

A hemorragia da artéria nasopalatina está incluída na discussão sobre a deslocação de implantes para o canal incisivo. [18]

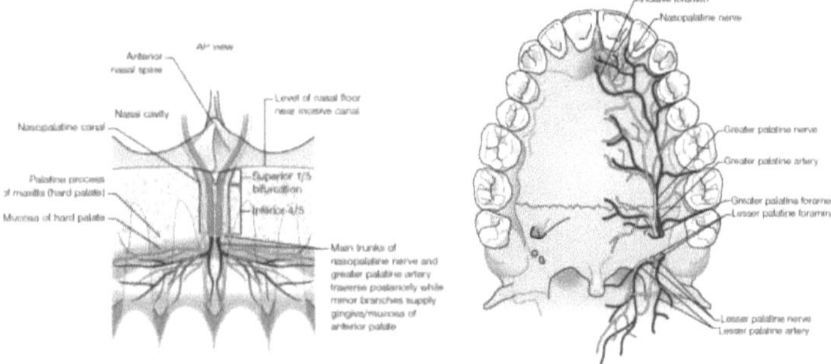

<u>- Artéria maxilar</u>

A artéria maxilar é um ramo da artéria carótida externa e supre muitas estruturas da face. A artéria maxilar nasce posteriormente ao colo mandibular, atravessa a glândula parótida e passa adiante entre o ligamento esfenomandibular e o ramo da mandíbula. Em seguida, segue um curso superficial lateral ao músculo pterigóideo lateral. A artéria maxilar supre estruturas profundas da face, incluindo a mandíbula, o pterigoide, a fossa infratemporal e segmentos da fossa pterigopalatina. O suprimento sanguíneo do seio maxilar é fornecido pela artéria maxilar, que fornece vários ramos que perfundem a cavidade do seio e os tecidos e estruturas circundantes, como a artéria infra-orbital, a artéria palatina superior anterior e a artéria alveolar superior posterior.

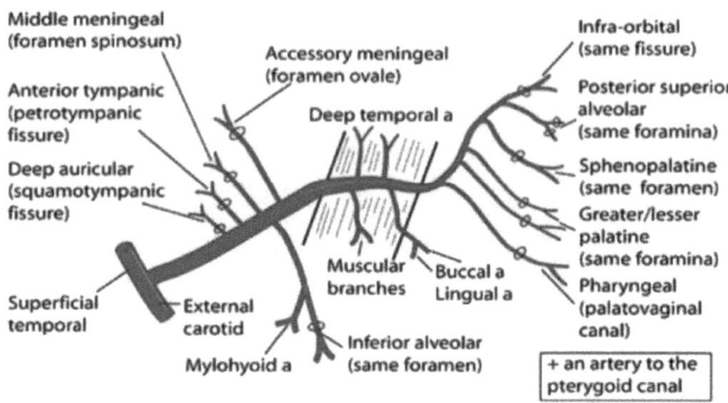

É frequente encontrar várias anastomoses entre a artéria alveolar superior posterior e a artéria infra-orbital no interior da parede óssea lateral do seio.

De acordo com a posição, podem estar localizados superficialmente (sob os tecidos periosteais), intra-ósseos ou intra-membranosos, sendo a localização intra-óssea a mais frequentemente observada (71,4%). [20]

Existe um risco potencial de hemorragia durante os procedimentos de elevação do seio se alguma destas artérias for danificada durante a osteotomia da janela ou durante a reflexão da membrana Schneideriana. [20]

A hemorragia profusa é menos comum no maxilar superior e, até à data, apenas um artigo relatou uma hemorragia importante após a cirurgia de elevação do seio maxilar com colocação imediata de implantes. [21]

A causa foi considerada uma lesão na artéria alveolar superior posterior. Estudos radiográficos e anatômicos definiram a posição das artérias na região do seio maxilar e as anastomoses entre elas. Foram encontradas anastomoses entre a artéria alveolar antral (AAA) - ramo da artéria alveolar superior posterior - e a artéria infra-orbital (AIO) em 100% dos estudos anatômicos em cadáveres. Lamas *et al.* recomendaram a utilização de osteótomos em vez de brocas, sempre que possível, para a colocação de implantes em zonas de risco do maxilar superior. [21]

HEMORRAGIA ARTERIAL NA MANDÍBULA

O suprimento sanguíneo dominante para a mandíbula deriva da artéria alveolar inferior. A artéria alveolar inferior percorre o forame mandibular. À medida que a artéria alveolar inferior se desloca no interior do forame mandibular, vai perfundindo a mandíbula. A veia alveolar inferior é o sistema de drenagem venosa da mandíbula.

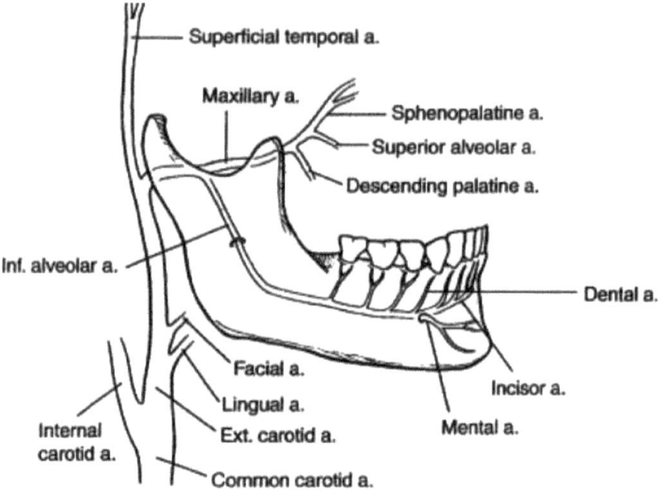

A colocação de implantes dentários endósseos é considerada um procedimento cirúrgico seguro. No entanto, a obstrução das vias respiratórias superiores secundária a uma hemorragia grave no pavimento da boca tem sido ocasionalmente registada como uma complicação rara, mas potencialmente fatal, da cirurgia de implantes, especialmente na região anterior.

Uma hemorragia interna maciça na região altamente vascularizada do pavimento da boca pode resultar de instrumentos ou implantes que perfuram a placa cortical lingual e cortam ou lesam as artérias que correm ao longo da superfície lingual. [22]

O traumatismo arterial pode resultar no desenvolvimento de um hematoma sublingual ou submandibular. As artérias submentoniana e sublingual são vasos sanguíneos que podem ser lesados no pavimento da boca.

Os hematomas linguais, sublinguais, submandibulares e submentais de expansão progressiva podem deslocar a língua e o pavimento da boca e obstruir as vias respiratórias.

A perda das vias aéreas manifesta-se por taquipneia (aumento do ritmo respiratório), dispneia (respiração difícil), cianose, diminuição da fonação e rouquidão.
A obstrução das vias respiratórias é uma complicação rara, mas potencialmente fatal, da cirurgia de implantes. [18] As estruturas anatómicas do pavimento anterior da boca recebem o seu fornecimento de sangue da artéria sublingual, um ramo da artéria lingual, e da artéria submental, um ramo da artéria facial.

• Artéria alveolar inferior

A artéria alveolar inferior é um ramo da artéria maxilar, um dos dois ramos terminais da carótida externa. Antes de entrar no forame mandibular, ela dá origem à artéria milo-hióidea. A ACI supre os dentes molares e pré-molares inferiores e as partes adjacentes da gengiva. O seu ramo terminal maior emerge do forame mental como o nervo mental. Três ramos nervosos saem do forame mental. Um deles inerva a pele da área mental, e os outros dois seguem para a pele do lábio inferior, membranas mucosas e gengiva até o segundo pré-molar. O ramo incisivo, uma continuação do IAN, supre os dentes caninos e incisivos. [16 4]

• Artéria lingual

A artéria lingual é um dos oito ramos da artéria carótida externa e nasce ao nível do osso hioide. Ela supre o corpo e o ápice da língua através dos ramos linguais posteriores e do seu ramo terminal, a artéria lingual profunda. A artéria lingual dá origem à artéria sublingual na borda anterior do músculo hioglosso. [21]

- Artéria sublingual

A artéria sublingual supre as glândulas salivares sublinguais; os músculos milo-hióideo, geniohióideo e genioglosso; as membranas mucosas do assoalho da boca; e a gengiva lingual. Os ramos alveolares da artéria sublingual fornecem um suprimento sanguíneo complementar para a placa cortical anterior lingual da mandíbula na linha média. Esses ramos entram na placa cortical através de vários forames linguais acessórios. Os ramos incisivos da artéria alveolar inferior são o principal suprimento sanguíneo da sínfise mandibular. [21]

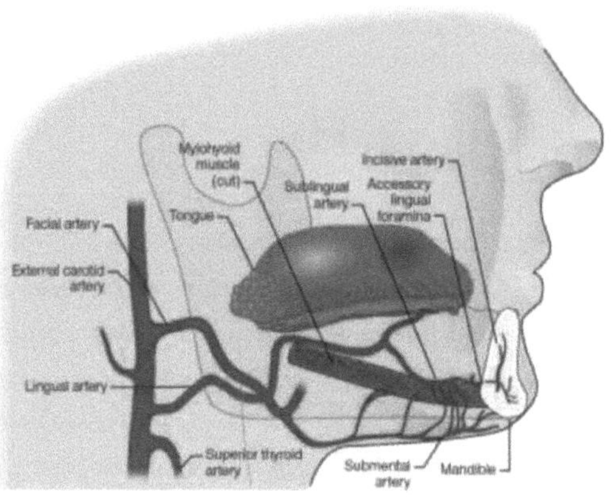

<u>- Artéria facial</u>

A artéria facial nasce da artéria carótida externa superior à artéria lingual. Passa profundamente no ventre posterior do músculo digástrico e do músculo estilo-hióideo e entra num sulco na superfície da glândula submandibular, que alimenta, antes de se curvar para cima sobre a mandíbula na borda anterior do músculo masseter. Os seus ramos são os ramos tonsilar e nasal lateral e as artérias palatinas ascendentes, submandibulares, submentais, labiais inferiores, labiais superiores e angulares. [21]

<u>- Artéria submental</u>

A artéria submentoniana é um ramo da artéria facial e a artéria sublingual nasce da artéria lingual e encontra-se acima do músculo milo-hióideo. A artéria sublingual é o principal vaso nutritivo do assoalho da boca. A artéria submental geralmente cursa anterior e inferiormente ao músculo milo-hióideo. [23]

É importante notar que a artéria sublingual e a artéria submental se anastomosam através dos seus respectivos ramos milohióideos. A artéria sublingual encontra-se na face superior e a artéria submental na face inferior do músculo milo-hióideo. [24]

Assim, é um desafio identificar a fonte de sangramento do assoalho da boca como a artéria lingual ou a artéria facial. A angiografia endovascular é uma ferramenta de diagnóstico que pode ajudar a definir e isolar a origem da hemorragia.

Na região posterior da mandíbula, a anatomia da fossa submandibular, localizada abaixo do músculo milo-hióideo, deve ser avaliada antes da cirurgia de implante, uma vez que uma concavidade pronunciada da fossa pode levar a uma perfuração da placa lingual durante a preparação da osteotomia e à possibilidade de ferir um vaso sanguíneo localizado no pavimento da boca.

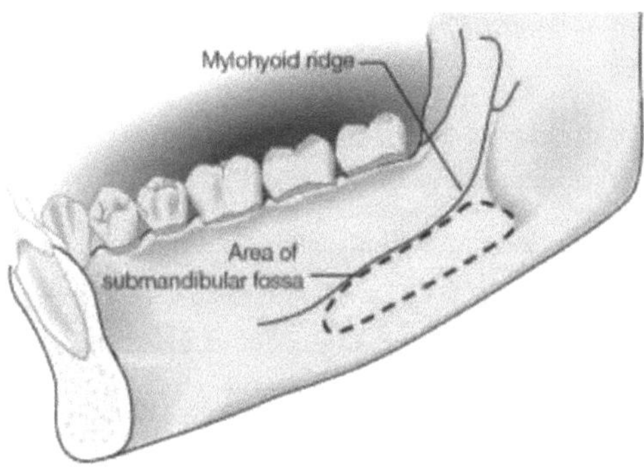

<u>Hemorragia no pavimento da boca:</u>

Os sinais de hemorragia no pavimento da boca incluem

inchaço; elevação do pavimento da boca; protrusão da língua; dificuldade respiratória; hematomas sublingual, submandibular ou submental extensos; incapacidade de engolir; e hemorragia intra-oral profusa ou pulsátil. [21]

Uma vez que a obstrução das vias respiratórias secundária a uma hemorragia grave no pavimento da boca é uma complicação potencialmente fatal, deve ser dada a máxima prioridade à proteção e manutenção de uma via respiratória adequada.

A hemorragia intra-oral persistente pode levar a uma pressão mecânica no lúmen da faringe e à consequente obstrução das vias respiratórias, o que constitui uma ameaça grave.

Os sinais clínicos de obstrução das vias aéreas - taquipneia, dispneia, rouquidão, cianose e sialorreia - podem estar ausentes até que ocorra uma oclusão significativa das vias aéreas.

Por conseguinte, o cirurgião de implantes deve estar preparado para lidar com a obstrução das vias respiratórias de forma rápida e eficiente.

<u>Evitar a hemorragia no pavimento da boca:</u>

Para evitar o dilema acima referido, recomenda-se o seguinte.

• Quando existem preocupações relativamente à topografia da mandíbula, obter uma tomografia computorizada.

• Palpar digitalmente as áreas submandibular e sublingual antes e depois da elevação do retalho para determinar a extensão do corte inferior.

• Após a elevação do retalho lingual, considere a colocação de um elevador periosteal no rebaixo lingual. O elevador não deve ser empurrado muito apicalmente; está a ser utilizado para fornecer orientação relativamente ao grau de rebaixamento presente no espaço submandibular.

• Perfurar as osteotomias paralelamente ao elevador, se for prático do ponto de vista protético; isto evitará a perfuração do córtex lingual.[21]

A via aérea pode ser assegurada por intubação nasal ou oral, traqueotomia de emergência ou cricotiroidotomia se um hematoma extenso impedir a intubação. A descompressão manual da língua e a intubação nasal tátil têm sido relatadas como bem sucedidas na manutenção das vias aéreas durante o inchaço hemorrágico da língua. [25]

GESTÃO DE HEMORRAGIAS

- A hemorragia durante a colocação de implantes pode surgir dos tecidos moles ou do osso.

- Para controlar a hemorragia dos tecidos moles, injetar um anestésico com epinefrina e aplicar pressão direta.

- Normalmente, o controlo da hemorragia intra-operatória pode ser feito através de aspiração. A aspiração contínua do local da cirurgia com um aspirador é indispensável quando se efectua uma cirurgia periodontal.

- A aplicação de pressão direta sobre a ferida cirúrgica com gaze húmida pode ser um complemento útil para controlar a hemorragia específica do local. As pequenas áreas de hemorragia persistente dos capilares podem ser estancadas aplicando pressão fria no local com gaze húmida durante vários minutos

- Se a hemorragia se desenvolver no pavimento da boca, aplicar uma pressão firme com gaze. Ao efetuar o tamponamento com gaze, colocar um polegar no interior e o indicador no exterior da boca e aplicar uma pressão prolongada durante um período de 15 minutos.

- A hemorragia intra-operatória que não é controlada com estes métodos simples pode indicar um problema mais grave e exigir medidas de controlo adicionais.

- Se um vaso médio ou grande estiver lacerado, pode ser necessário suturar a extremidade sangrenta para controlar a hemorragia. Deve ser aplicada pressão através do tecido para determinar o local que irá impedir a descida do sangue no vaso cortado. Uma sutura pode então ser passada através do tecido e atada para restringir o fluxo de sangue. A hemorragia excessiva de uma ferida cirúrgica também pode resultar de incisões num plexo capilar.

• A ligadura do vaso sanguíneo sangrante é o tratamento preferido e proporciona o resultado mais fiável.

• Para estancar a hemorragia do osso, o médico pode injetar anestésico com epinefrina diretamente num canal nutritivo e/ou torcer uma gaze e mantê-la no lugar com um elevador periosteal, brunir o osso para tentar ocluí-lo ou colocar um material de enxerto ósseo num defeito para obstruir a hemorragia.

• Embora a epinefrina possa ajudar a controlar a hemorragia, a sua utilização em doentes com doença cardíaca é limitada. [26]

• Além disso, existe a possibilidade de hemorragia de ressalto após o fim do efeito do medicamento. Por conseguinte, as medidas definitivas (por exemplo, ligadura direta do vaso sanguíneo danificado, suturas profundas e adaptação do retalho) constituem o método mais fiável para controlar a hemorragia.

• Podem ser aplicados outros agentes, como a trombina. A trombina é um medicamento capaz de acelerar o processo de coagulação do sangue. Destina-se apenas a uso tópico e é aplicado sob a forma de líquido ou pó. A trombina nunca deve ser injetada nos tecidos porque pode causar coagulação intravascular grave ou mesmo fatal. Além disso, uma vez que a trombina é um material derivado de bovinos, deve ter-se cuidado com qualquer doente com uma reação alérgica conhecida a produtos de origem bovina.

• A hemorragia de um local de osteotomia pode ser gerida através da colocação de um indicador de direção no local ou da colocação de um implante na osteotomia concluída.

• Sempre que se pense que a artéria facial está envolvida (ramo submental), pressionar a incisura antegonial (localizada 2,5 cm antes do ângulo goníaco e diretamente à frente do músculo masseter).

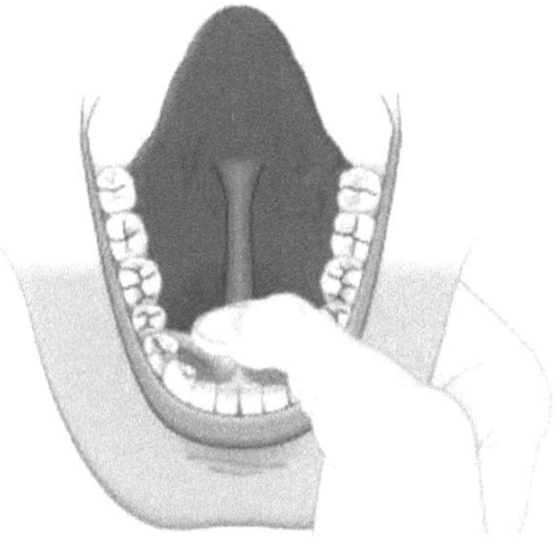

A aplicação de pressão sobre um vaso que sangra ajuda a estancar a hemorragia.

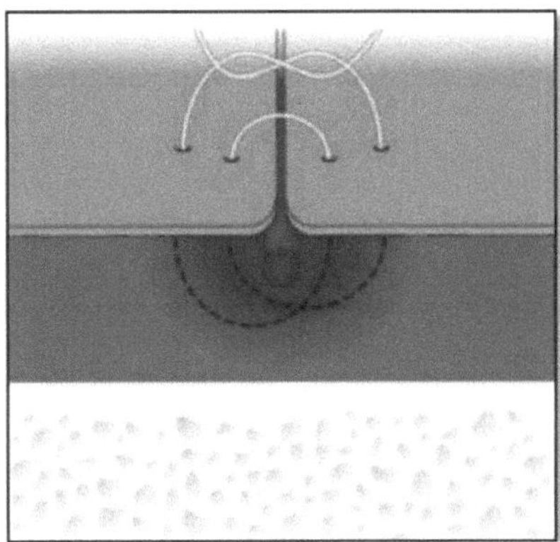

Se a localização do vaso hemorrágico enterrado for identificada, este pode ser ligado. A agulha deve entrar no tecido a 6 mm do vaso de um lado, sair a 3 mm do vaso do outro lado, entrar no tecido a 3 mm do vaso do lado original e sair a 6 mm do vaso do outro lado; em seguida, deve ser dado um nó.

Tratamento de uma hemorragia no local da osteotomia de um implante (Park & Wang, 2005)

Bleeding site during implant osteotomy	Arteries	Treatments
Posterior mandible	Mylohyoid	Finger pressure at the site
Middle lingual of mandible	Submental	Surgical ligation of facial and lingual arteries
Anterior lingual of mandible	Terminal branch of sublingual or submental	Compression, vasoconstriction, cauterization, or ligation
Invading the mandibular canal	Inferior alveolar artery	Bone graft

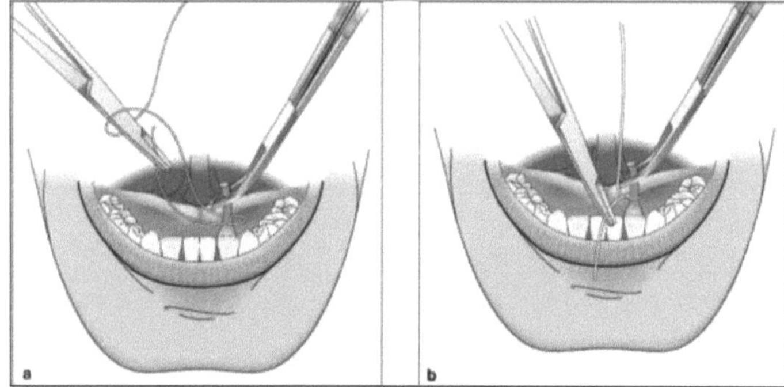

Se o vaso hemorrágico não estiver enterrado, pode ser utilizada uma pinça hemostática para isolar o vaso (a) e, em seguida, pode ser fechado com uma sutura (b).

-Quando a hemorragia estiver controlada, considerar a transferência do doente para um hospital para monitorização e possível controlo das vias aéreas.

-Se a hemorragia persistir, contacte o serviço de urgência (centro médico), pois poderá ser necessário proceder à ligadura direta do vaso sanguíneo.

Além disso, se a hemorragia continuar, pode desenvolver-se uma crise das vias respiratórias e o doente pode necessitar de um tratamento médico e cirúrgico agressivo. [22]

Agentes hemostáticos locais

<u>Esponja de gelatina</u> absorvível É uma matriz porosa preparada a partir de pele de porco que ajuda a estabilizar um coágulo sanguíneo normal. A esponja pode ser cortada com as dimensões desejadas e suturada no local ou posicionada dentro da ferida. É absorvida em 4 a 6 semanas.

<u>A celulose</u> oxidada é uma forma quimicamente modificada de gaze cirúrgica que forma um coágulo artificial. O material é friável e pode ser difícil mantê-lo no sítio. É absorvido em 1 a 6 semanas.

<u>A celulose regenerada</u> oxidada é preparada a partir de celulose através de uma reação com álcali para formar uma estrutura quimicamente pura e uniforme do que a celulose oxidada. O material é preparado sob a forma de um pano ou de uma gaze fina que pode ser cortada no tamanho pretendido e suturada ou colocada em camadas na superfície da hemorragia. Pode ser utilizado como penso de superfície porque não prejudica a epitelização e é bactericida contra muitos microrganismos gram-negativos e gram-positivos que são tanto aeróbicos como anaeróbicos. Deve ter-se cuidado quando as feridas estão infectadas ou têm um potencial acrescido de infeção (por exemplo, doentes imunocomprometidos) porque os agentes hemostáticos absorvíveis podem servir de nidus para a infeção.

O hemostato <u>de colagénio</u> microfibrilar é colagénio de tipo I derivado da pele de bovino. É habitualmente distribuído sob a forma de farinha, mas também existe sob a forma de esponja não tecida. Liga-se firmemente às superfícies sanguíneas e provoca a agregação de plaquetas, actuando assim mesmo quando o campo não está seco. Para além das suas propriedades de ligação ao sangue como produto de colagénio, também ativa as plaquetas.

<u>A prevenção da lesão arterial do pavimento da boca é auxiliada por:</u>

-Revisão pormenorizada da história clínica do doente. Conhecimento da anatomia arterial regional.

-Formação adequada em implantologia cirúrgica, incluindo uma revisão exaustiva da anatomia e das ciências básicas.

-Formação adequada do cirurgião de implantes e do pessoal em situações de emergência médica.

-Equipamento de emergência disponível na sala de cirurgia de implantes, incluindo vias aéreas nasais flexíveis. Cumprimento dos protocolos cirúrgicos adequados.

-Posicionamento cuidadoso dos implantes na linha média mandibular para evitar o risco de trauma cirúrgico ou perfuração da placa cortical lingual. Pode ser preferível um número par de implantes na região interforaminal para evitar perfurações na linha média.

-Exame minucioso da mandíbula anterior com recurso a tomografia computorizada para detetar e evitar lesões nos forames e canais linguais acessórios.

-Consideração das caraterísticas anatómicas, como os padrões de reabsorção ou as fossas sublingual e submandibular, no planeamento do tratamento.

Monitorização dos doentes durante um período de tempo pós-operatório suficiente, especialmente após cirurgia na mandíbula anterior. Pode haver um período de latência após o trauma arterial e a hemorragia pode começar várias horas depois. [27]

-Educação adequada dos doentes. Os doentes devem ser informados dos sinais de alerta de um hematoma e da forma como serão tratados caso esta complicação ocorra. [28]

-Evitar locais com elevado potencial de lesão nervosa ou arterial, dado que a terapia com implantes é um procedimento eletivo.

INVESTIGAÇÃO DE SANGUE

1. <u>Hemograma completo:</u>

Os componentes importantes que este exame mede incluem a contagem de glóbulos
vermelhos, a hemoglobina e o hematócrito.

Component	Normal range
Red Blood Cells (cells responsible for carrying oxygen throughout the body)	Male: 4.3–5.9 million/mm3; Female: 3.5–5.5 million/mm3
White Blood Cells (immune system cells in the blood)	4,500–11,000/mm3
Platelets (the substances that control the clotting of the blood)	150,000–400,000/mm3
Haemoglobin (protein within the red blood cells that carries oxygen to organs and tissues, and carbon dioxide back to the lungs)	Male: 13.5–17.5 grams/decilitre (g/dL); Female: 12.0–16.0 g/dL
Haematocrit (percentage of blood made of RBC)	Male: 41–53%; female: 36–46%

Níveis anormais destes componentes podem indicar:

- deficiências nutricionais, como a vitamina B6 ou B12

- anemia (deficiência de ferro)

- problemas de coagulação

- cancro do sangue

- infeção

- perturbações do sistema imunitário

2. Tempo de hemorragia: [29]

O tempo de hemorragia é o intervalo de tempo entre a saída de sangue após um corte ou
ferimento e a paragem da hemorragia.

- Tempo normal de hemorragia: 3-6 minutos

Um tempo de hemorragia mais longo do que o normal pode ser devido a:

• Defeito nos vasos sanguíneos

• Defeito de agregação plaquetária (problema de agregação das plaquetas, que são partes do sangue que ajudam o sangue a coagular)

• Trombocitopenia (contagem baixa de plaquetas)

• Púrpura

3. Tempo de coagulação: [29]

O tempo de coagulação é o intervalo entre a saída de sangue após um corte ou ferimento e a formação do coágulo.

• Tempo normal de coagulação: 5-10 minutos

Um tempo de coagulação mais longo do que o normal pode ser devido a:

• Hemofilia

4. Tempo de protrombina (TP) e rácio normalizado internacional (INR) [29]

• Tempo de protrombina: Ativado pela tromboplastina tecidular

• Testa as vias extrínsecas e comuns

• INR: É uma correção matemática do rácio PT (PT do doente/ PT normal médio) para diferenças na sensibilidade dos reagentes de tromboplastina.

O INR é o rácio entre o tempo de protrombina de um doente e uma amostra normal (controlo), elevado à potência do valor ISI para o sistema analítico utilizado.

É prolongada em caso de hemofilia e de deficiência dos factores V (proaccelerina), VII (proconvertina), X (fator Stuart-Prowar).

• Equação para o cálculo da INR:

INR = (PT do doente/ PT normal médio) ISI

ISI - Índice Internacional de Sensibilidade, atribuído ao sistema de ensaio

$$INR = \left(\frac{PT\ (test)}{PT\ (normal)}\right)^{ISI}$$

O TP_{normal} é estabelecido como a média geométrica dos tempos de protrombina (TP) de um grupo de amostras de referência. [30]

Valores normais:

• Tempo de protrombina (TP): O intervalo normal é: 11 a 15 segundos

• Rácio normalizado internacional: 1,0-1,2

• O INR é normalmente utilizado para monitorizar doentes a tomar varfarina ou outra terapêutica anticoagulante oral relacionada.

• O intervalo normal para uma pessoa saudável que não esteja a utilizar varfarina é de 0,8-1,2, e para as pessoas em terapêutica com varfarina, o objetivo é normalmente um INR de 2,0-3,0, embora o INR alvo possa ser mais elevado em situações particulares, como nas pessoas com uma válvula cardíaca mecânica.

• Se o INR estiver fora do intervalo alvo, um INR elevado indica um maior risco de hemorragia, enquanto um INR baixo sugere um maior risco de desenvolver um coágulo.

• Em doentes a tomar um antagonista da vitamina K, como a varfarina, com INR supraterapêutico mas INR inferior a 10 e sem hemorragia, é suficiente reduzir a dose ou omitir uma dose, monitorizar o INR e retomar o antagonista da vitamina K numa dose inferior ajustada quando o INR alvo for atingido.

4. <u>Tempo parcial de protrombina (PPT)</u> [29]

• É o tempo necessário para o sangue coagular após a adição de fosfolípidos e cálcio.

• A duração normal é de 30 a 50 segundos

5. <u>Tempo de tromboplastina parcial activada (aPTT)</u> [29]

• Iniciado pelo substituto de plaquetas fosfolipídico e ativado pela adição de ativador de contacto (caulino)

- Testa as vias intrínsecas e comuns.

- Valores normais: 25-35 segundos.

- <u>Teste de atividade do fibrinogénio</u>:

Avalia o funcionamento do fibrinogénio para ajudar a formar um coágulo sanguíneo.

<u>Os resultados deste teste podem ser utilizados para diagnosticar:</u>

- leucemia

- hemorragia excessiva (hemofilia)

- trombose

- doenças do fígado

- deficiência de vitamina K

MEDICAMENTOS QUE AFECTAM A HEMORRAGIA:

Anticoagulantes

A dificuldade em prever a diminuição do valor do INR num determinado doente, o risco de sofrer um tromboembolismo sobrepõe-se ao risco de sofrer uma hemorragia pós-operatória excessiva com o procedimento cirúrgico.

A literatura apoia a ideia de que a hemorragia observada na cirurgia dentária em doentes com valores de INR inferiores a 4,0 é controlável com medidas locais e que não é necessário ou recomendado interromper a terapêutica anticoagulante (por exemplo, varfarina). As medidas hemostáticas locais podem incluir tampões, pó ou folhas de colagénio; esponjas de gelatina com suturas; esponjas embebidas, bochechos, comprimidos orais ou formas IV de ácido tranexâmico; vasoconstritores na anestesia local; e técnicas cirúrgicas atraumáticas. [31]

Se o valor INR estiver para além do intervalo aceitável de ≤ 4,0 e o tratamento com implantes dentários for considerado necessário, o médico deve ser consultado para determinar qual deve ser o valor-alvo INR adequado. Idealmente, deve ser obtido um valor de INR no dia do procedimento dentário, embora o INR obtido nas 4 semanas anteriores possa ser aceitável. No entanto, se tiverem sido introduzidas quaisquer alterações na terapêutica com varfarina ou noutros medicamentos desde o INR anterior, deve ser obtido um novo valor de INR.

Intensity	INR goal	INR range	Treatment conditions
Low-intensity therapy	2.5	2.0-3.0	Prophylaxis of venous thromboembolism associated with high-risk surgery Treatment of venous thromboembolism and pulmonary embolism Prevention of systemic embolism in patients with: - Prosthetic heart valves - acute myocardial infarction - chronic atrial fibrillation - valvular heart disease
High intensity therapy	3.0	2.5-3.5	Mechanical prosthetic heart valve Prevention of recurrent myocardial infarction Treatment of thrombosis

<u>Alteração da terapêutica anticoagulante (varfarina):</u>

Para alterar a terapêutica com varfarina, podem ser seguidas três estratégias:

(1)   reduzir o nível de anticoagulação, retirando parcialmente a terapêutica com varfarina;

(2)   interromper totalmente a terapêutica com varfarina durante um breve período de tempo; ou

(3)   substituir a terapia anticoagulante de heparina por varfarina. [32]

A redução parcial ou a interrupção da terapia anticoagulante resultará numa diminuição do valor do INR, mas ainda assim manterá o INR dentro da faixa terapêutica alvo. Uma maneira prática de conseguir isso é através de um protocolo de retirada de varfarina de 2 ou 3 dias. [33]

Seguir este protocolo manterá a duração da redução do anticoagulante num mínimo. [32] Normalmente, uma suspensão de 2 dias é adequada, mas se o doente for idoso ou tiver um INR extremamente elevado, pode ser necessário um protocolo de 3 dias. [34] A redução parcial ou a interrupção da terapêutica com varfarina não deve ser efectuada sem o apoio dos valores actuais do INR. A interrupção completa da terapêutica com varfarina por períodos de tempo mais longos sem valores de INR de suporte é arriscada e não deve ser efectuada.

A substituição da varfarina por heparina é uma intervenção médica complexa e dispendiosa que deve ser reservada aos doentes com maior risco de tromboembolismo (ou seja, os que têm próteses da válvula mitral) e efectuada em consulta com o médico prescritor.

<u>Interações medicamentosas</u>

Os fármacos que podem ser utilizados durante a colocação de implantes ou tratamento restaurador e que potenciam a ação anticoagulante incluem acetaminofeno, metronidazol, salicilatos, antibióticos de largo espetro, eritromicina, AINEs e inibidores da COX2. Outros medicamentos que potenciam a ação da varfarina são a cimetidina, o hidrato de cloral, a fenitoína, o propranolol e os medicamentos para a tiroide, como a tiroxina (T4) e a triiodotironina (T3). Os fármacos que antagonizam o efeito da varfarina incluem a carbamazepina, a colestiramina, a griseofulvina, a rifampicina e a trazodona. [35]

<u>Agentes antiplaquetários</u>

As plaquetas fornecem o tampão hemostático inicial nos locais de lesão vascular. Também desempenham um papel nas tromboses patológicas que conduzem a enfarte do miocárdio, acidente vascular cerebral e tromboses vasculares periféricas. Os agentes antiplaquetários incluem a aspirina, o dipiridamol, os AINE sem aspirina e os inibidores dos receptores de adenosina difosfato (ADP).

<u>Aspirina</u>

A aspirina, o protótipo do fármaco antiplaquetário, é o fármaco menos dispendioso, mais frequentemente utilizado e mais conhecido deste grupo. [36] O efeito antitrombótico máximo da aspirina é alcançado com doses muito inferiores às necessárias para outras acções da aspirina. Doses mais elevadas de aspirina não se revelam mais eficazes; de facto, podem ser potencialmente menos eficazes. As acções antiplaquetárias de outros salicilatos e AINEs são reversíveis e estes agentes têm uma duração mais curta da ação inibidora das plaquetas. [36] A utilização de aspirina não deve ser interrompida para procedimentos de implantes dentários em doentes que estejam a receber doses baixas (81 mg) de aspirina ou uma dose única diária convencional de 325 mg. Se o doente tiver tomado recentemente ou tradicionalmente vários comprimidos de aspirina para adultos por dia, o implantodontista, em consulta com o médico do doente, pode considerar a avaliação da função plaquetária com um analisador de função plaquetária ou um teste de tempo de hemorragia Ivy. Raramente se regista uma hemorragia significativa (ou seja, que dure mais de 20 minutos) durante ou após procedimentos cirúrgicos orais. O risco de hemorragia excessiva com aspirina aumenta com a utilização concomitante de anticoagulantes ou álcool e com condições como a idade avançada, doença hepática e coagulopatias coexistentes. [34]

Dipiridamol

O dipiridamol é um vasodilatador que é utilizado em combinação com a varfarina. Quando utilizado como agente único, tem pouco efeito como medicamento antitrombótico. O Aggrenox (Boehringer Ingelheim) é uma formulação que contém 200 mg de dipiridamol de libertação prolongada e 25 mg de aspirina. A única utilização atualmente recomendada do dipiridamol é em combinação com varfarina para a profilaxia primária pós-operatória de trombo-embolia em doentes com válvulas cardíacas protésicas. A alteração da terapêutica com dipiridamol e varfarina só se justifica se o INR for superior a 4,0 e só depois de consultar o médico do doente.

AINEs

Os AINEs são amplamente abordados na secção sobre analgésicos, mas merecem ser mencionados como agentes antiplaquetários. Os AINE, como o ibuprofeno e a indometacina, têm uma utilização clínica limitada como agentes antiplaquetários. Os salicilatos e os inibidores da COX-2, como o celecoxib, não afectam significativamente a atividade plaquetária quando utilizados em doses terapêuticas. [34] Quando estes são utilizados isoladamente, não é necessário interromper a terapêutica antes dos procedimentos de implantes dentários. Se o AINE estiver a ser tomado para fins analgésicos e não para efeitos antiplaquetários, o implantodontista pode interromper a terapêutica durante três meias-vidas do AINE para permitir uma eliminação suficiente do fármaco e, assim, permitir que a função plaquetária normal regresse. O risco de hemorragia excessiva com AINEs é aumentado pela utilização simultânea de anticoagulantes ou álcool e por circunstâncias como a idade avançada, doença hepática e coagulopatias coexistentes.

<u>As classes de medicamentos antiplaquetários incluem:</u>

- Inibidores dos receptores de difosfato de adenosina (ADP)

- Cangrelor (Kengreal)

- Clopidogrel (Plavix)

- Prasugrel (Effient)

- Ticagrelor (Brilinta)

- Ticlopidina (Ticlid)

- Inibidores da recaptação da adenosina

- Dipiridamol (Persantine)

- Inibidores da glicoproteína IIB/IIIA (apenas para uso intravenoso)

- Abciximab (ReoPro)

- Eptifibatide (Integrilin)

- Tirofiban (Aggrastat)

- Inibidores irreversíveis da ciclo-oxigenase

- Aspirina

- Triflusal (Disgren)

- Inibidores da fosfodiesterase

- Cilostazol (Pletaal)

- Antagonistas do recetor-1 ativado por protease (PAR-1)

- Vorapaxar (Zontivity)

- Inibidores do tromboxano

- Antagonistas dos receptores de tromboxano

- Terutroban

Assim, deve ser feita uma avaliação do risco-benefício para cada paciente que esteja atualmente a receber terapia anticoagulante ou antiplaquetária. Deve-se reconhecer que os procedimentos de implantes dentários podem ser realizados com segurança nesses pacientes sem a necessidade de alterar essas terapias. O risco de trombose indesejada é, muitas vezes, mais importante do que a hemorragia localizada que pode ocorrer. No entanto, os médicos não devem ser indiferentes às preocupações colocadas pela utilização destes medicamentos nos seus doentes e devem desenvolver uma estratégia de tratamento que aborde todos os possíveis riscos mencionados nesta secção.

CONCLUSÃO

As complicações hemorrágicas após a colocação de implantes dentários são pouco frequentes, mas podem ser graves, particularmente na região anterior da mandíbula. A causa mais comum de hemorragia intensa na zona mandibular é a perfuração da cortical óssea lingual, com lesão da artéria sublingual - em todos os casos, aquando da colocação de implantes longos (15 mm ou mais de comprimento). O tratamento consiste em assegurar a via aérea, com controlo da hemorragia. Aconselha-se a utilização de implantes curtos no sector mandibular anterior, para evitar o risco de complicações hemorrágicas importantes.

A lesão do nervo é uma lesão do tecido nervoso. A lesão do nervo pode ocorrer em qualquer fase da cirurgia de implante. Os nervos podem ser penetrados pela agulha de anestesia local, lacerados pelo bisturi durante a incisão, esticados durante a reflexão do retalho, danificados por brocas de osteotomia ou comprimidos durante a inserção do implante.

Classificação das lesões nervosas

I) Classificação de Seddon: Em 1943, Seddon descreveu três tipos básicos de lesão de nervos periféricos que incluem:

• Neurapraxia (Classe I)

Trata-se de uma interrupção temporária da condução sem perda da continuidade axonal. [37]

Na neurapraxia, existe um bloqueio fisiológico da condução nervosa nos axónios afectados.

Outras caraterísticas:

• É o tipo mais ligeiro de lesão do nervo periférico.

• Existem problemas sensório-motores distais ao local da lesão.

• O endoneuro, o perineuro e o epineuro estão intactos.

• Não há degeneração Walleriana.

• A condução está intacta no segmento distal e proximal; não há condução na área da lesão.

• A recuperação do défice de condução nervosa é total e requer dias a semanas.

• A EMG mostra ausência de potenciais de fibrilhação (FP) e ondas agudas positivas.

(A degenerescência walleriana é um processo ativo de degenerescência que ocorre quando uma fibra nervosa é cortada ou esmagada e a parte do axónio distal à lesão degenera. A degenerescência walleriana ocorre após uma lesão axonal, tanto no sistema nervoso periférico (SNP) como no sistema nervoso central (SNC). Ocorre na secção do axónio distal ao local da lesão e começa normalmente dentro de 24-36 horas após a lesão).

• Axonotmese (Classe II)

Envolve a perda da continuidade relativa do axónio e da sua cobertura de mielina, mas a preservação da estrutura do tecido conjuntivo do nervo (o tecido de encapsulamento, o epineuro e o perineuro, são preservados).

Outras caraterísticas:

• A degeneração Walleriana ocorre distalmente ao local da lesão.

• Existem défices sensoriais e motores distais ao local da lesão.

• Não há condução nervosa distal ao local da lesão (3 a 4 dias após a lesão).

• A EMG mostra potenciais de fibrilhação e ondas agudas positivas (2 a 3 semanas após a lesão).

• A regeneração axonal ocorre e a recuperação é possível sem tratamento cirúrgico. Por vezes, é necessária uma intervenção cirúrgica, devido à formação de tecido cicatricial.

• Neurotmese (Classe III)

Trata-se de um corte ou rutura total de toda a fibra nervosa. [37]. Uma fibra nervosa periférica contém um axónio (ou um dendrito longo), a bainha de mielina (se existir), as suas células de Schwann e o endoneuro. A neurotmese pode ser parcial ou completa.

Outras caraterísticas:

• A degeneração Walleriana ocorre distalmente ao local da lesão.

• Existe uma lesão do tecido conjuntivo que pode ser parcial ou completa.

• Os problemas sensório-motores e o defeito da função autonómica são graves.

• Não há condução nervosa distal ao local da lesão (3 a 4 dias após a lesão).

• Os achados EMG e NCV são como axonotmese.

• Devido à falta de nervo, é necessária uma intervenção cirúrgica.

II) Classificação de Sunderland

Em 1951, Sunderland alargou a classificação de Seddon a cinco graus de lesão dos nervos periféricos:

• Primeiro grau (Classe I)

A neurapraxia de Seddon e a de primeiro grau são a mesma coisa.

• Segundo grau (Classe II)

A axonotmese de Seddon e o segundo grau são a mesma coisa.

• Terceiro grau (Classe III)

O terceiro grau está incluído no Neurotmesis de Seddon.

O terceiro grau de Sunderland é uma interrupção da fibra nervosa. Na lesão de terceiro grau, há uma lesão do endoneuro, mas o epineuro e o perineuro permanecem intactos. A recuperação de uma lesão de terceiro grau é possível, mas pode ser necessária uma intervenção cirúrgica.

• Quarto grau (Classe III)

O quarto grau está incluído no Neurotmesis de Seddon.

Na lesão de quarto grau, apenas o epineuro permanece intacto. Neste caso, é necessária uma reparação cirúrgica.

• Quinto grau (Classe III)

O quinto grau está incluído no Neurotmesis de Seddon.

A lesão de quinto grau é uma transecção completa do nervo. A recuperação não é possível sem um tratamento cirúrgico adequado.

Sintomas de lesões nervosas

• Analgesia: perda da sensação de dor
• Paraestesia: sensações anormais - podem ser sentidas como dormência, ardor ou picadas, evocadas ou espontâneas.
• Hipoestesia: diminuição da sensibilidade
• Hiperestesia: aumento da sensibilidade
• Disestesia: sensação desagradável (dolorosa) - sensação anormal espontânea ou evocada
• Anestesia: perda completa da sensibilidade - por qualquer estimulante nocivo ou não nocivo

O retorno espontâneo da sensação normal após uma lesão nervosa depende tanto da gravidade da lesão quanto do nervo envolvido. Por exemplo, uma lesão ou transecção parcial que envolva o nervo alveolar inferior, com o seu canal ósseo para conter e dirigir as fibras regenerativas, tem mais probabilidades de resultar numa resolução espontânea dos sintomas do que uma transecção parcial do nervo lingual.

<u>Nervo alveolar inferior</u>

O nervo alveolar inferior é um ramo do nervo mandibular, que é o terceiro ramo do nervo trigémeo que se origina do gânglio trigémeo.

Ao contrário dos outros dois ramos (os nervos maxilar e oftálmico), que são completamente sensoriais, o nervo mandibular tem divisões sensoriais e motoras. [38]

Após passar pelo forame oval e emitir um ramo meníngeo, o nervo mandibular divide-se na fossa infratemporal em ramos sensoriais (nervos auriculotemporal, lingual, alveolar inferior e bucal) e ramos motores que inervam os músculos da mastigação (nervos massetérico, temporal profundo e pterigóideo). O nervo alveolar inferior transporta fibras motoras para o músculo milo-hióideo e o ventre anterior do músculo digástrico e fibras sensoriais que entram no canal mandibular através do forame mandibular. [39]

Aí, fornece aos dentes mandibulares ramos sensoriais chamados nervos dentários inferiores. Anteriormente, o nervo alveolar inferior sai do canal através do forame mental como nervo mental.

As lesões do nervo alveolar inferior também alteram a sensibilidade das áreas irrigadas pelo nervo mental.

A lesão do nervo alveolar inferior é uma das complicações mais graves na implantologia dentária. Esta lesão do nervo pode ocorrer durante a anestesia local, a osteotomia do implante ou a colocação do implante.

Dependendo do grau de lesão do nervo, a alteração da sensação varia desde uma parestesia ligeira até à anestesia completa.

Além disso, pode ser transitória, controlável ou, em certos casos, permanente.

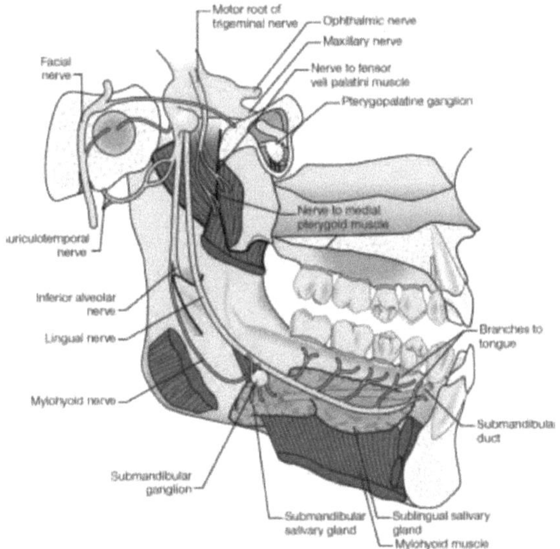

Prevenção de lesões:

Os seguintes passos devem ser tomados para minimizar a possibilidade de lesão do nervo alveolar inferior:

• Utilização de imagens de tomografia computadorizada para determinar a distância exacta entre o bordo superior do canal alveolar inferior e a crista óssea no local planeado para o implante

• Manutenção de uma margem de segurança de 2 mm entre a extremidade apical do implante e o bordo superior do canal alveolar inferior [40]

• Utilização de rolhas de perfuração, sempre que possível, para evitar a penetração excessiva da broca

-Utilização de um guia cirúrgico gerado por computador, como o Surgi-Guide (Materialize), para colocar os implantes da forma mais segura e precisa possível - Compensação do ligeiro comprimento adicional da broca (as brocas para a maioria dos sistemas de implantes são aproximadamente 0,5 a 1,0 mm mais compridas do que o implante a ser colocado), especialmente quando se perfura perto de estruturas anatómicas vitais

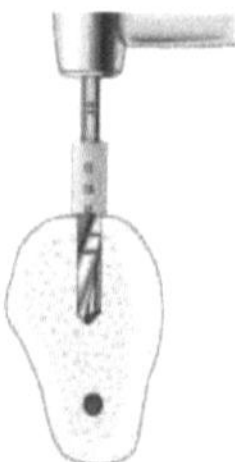

Os batentes de broca evitam a penetração excessiva da broca

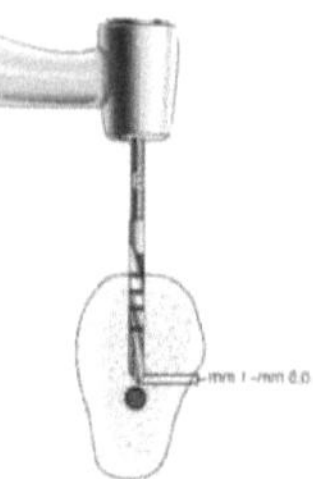

As brocas são aproximadamente 1,0 mm mais compridas do que o implante que está a ser colocado. Este facto deve ser tido em consideração quando se perfura na proximidade de pontos anatómicos vitais.

Tratamento da lesão do NIA:

Se houver suspeita de lesão nervosa intra-operatória, esta deve ser registada e deve ser efectuado um exame neurossensorial completo logo que o efeito da anestesia local se perca. [41]

Os eventos que podem levar os médicos a suspeitar de lesão nervosa incluem dor ou alteração da sensibilidade durante a perfuração ou colocação do implante, deslizamento da broca ou do implante mais profundo do que o planeado e a presença de hemorragia excessiva, especialmente se houver suspeita de proximidade do nervo.

Os doentes podem queixar-se de alterações da sensibilidade, apesar de os procedimentos clínicos terem decorrido sem problemas.

Os doentes podem queixar-se de alterações da sensibilidade, apesar de os procedimentos clínicos terem decorrido sem problemas.

Se o implante estiver a colidir com o nervo, deve ser removido ou desaparafusado alguns fios para aliviar a pressão sobre o nervo.

Isto deve ser feito o mais rapidamente possível, para evitar ou minimizar danos permanentes nos nervos.

Para controlar as reacções inflamatórias no nervo lesionado, pode ser prescrito um tratamento com esteróides.

Na mandíbula, o marco anatómico mais importante é o canal mandibular, através do qual passam o nervo alveolar inferior (NIA) e os vasos. O nervo mental é um ramo do NIA, que sai pelo forame mental e fornece ramos sensoriais ao queixo e ao lábio.

A cirurgia de implante interforaminal requer conhecimento da anatomia e do significado de diferentes pontos de referência, como a alça anterior (AL) do NIA.

O forame mental é um ponto de referência estrategicamente importante durante os procedimentos de osteotomia. A sua localização e a possibilidade de uma ansa anterior do nervo mental poder estar presente mesialmente ao forame mental devem ser consideradas antes da cirurgia de implante para evitar lesões do nervo mental

O nervo mental sai do corpo da mandíbula através do forame mental, geralmente entre os ápices do primeiro e segundo pré-molares mandibulares. Proporciona sensação ao queixo, lábio inferior, gengiva labial dos dentes anteriores da mandíbula e pele sobre o corpo da mandíbula.

A posição do forame mental pode ser utilizada com segurança como um indicador da altura óssea disponível, porque o nervo alveolar inferior geralmente sobe antes de se aproximar do forame mental a partir da região molar. Um implante colocado ao nível do bordo superior do forame mental, tal como aparece numa radiografia panorâmica, seria na realidade lingual ao nervo.

É importante estar ciente da alça anterior do nervo mental, que atravessa inferiormente e anteriormente ao forame mental antes de voltar para sair do forame. [42] A alça anterior refere-se a "uma extensão do nervo alveolar inferior, anterior ao forame mentoniano, antes de sair do canal". A alça anterior é o feixe neurovascular mental que atravessa inferiormente e anteriormente ao forame mental, que então se dobra ou volta para sair do forame mental.

De acordo com Solar et al. (1994), a alça anterior pode ser categorizada em três tipos diferentes: Tipo I, Tipo II e Tipo III. De acordo com essa classificação, no Tipo I, a CA não é percetível e a anatomia é em forma de Y, não sendo encontrada nenhuma alça. O ramo mental deixa o NIA posteriormente à abertura do forame mental. No tipo II, a CA está ausente e a anatomia é em forma de T. O ramo incisivo é perpendicular ao ramo principal, e o ramo mental passa para o forame mental num curso perpendicular. No Tipo

III, a CA é percetível e a anatomia é em forma de Y. [43]

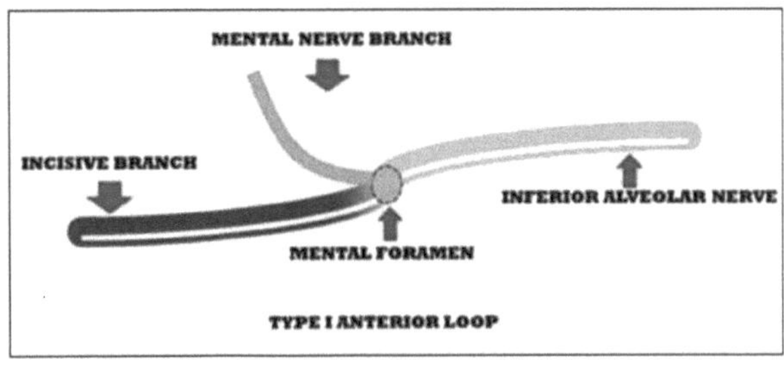

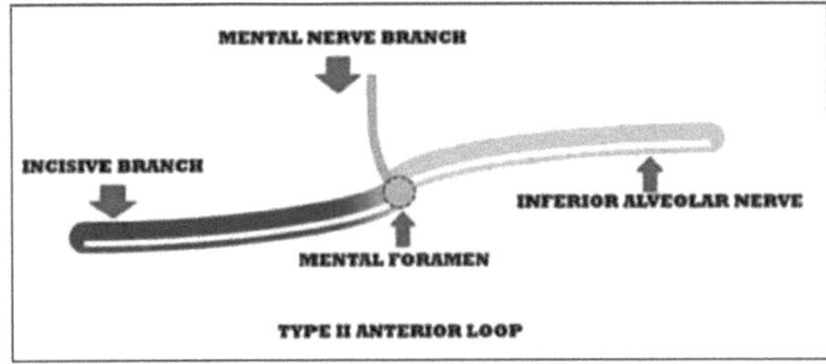

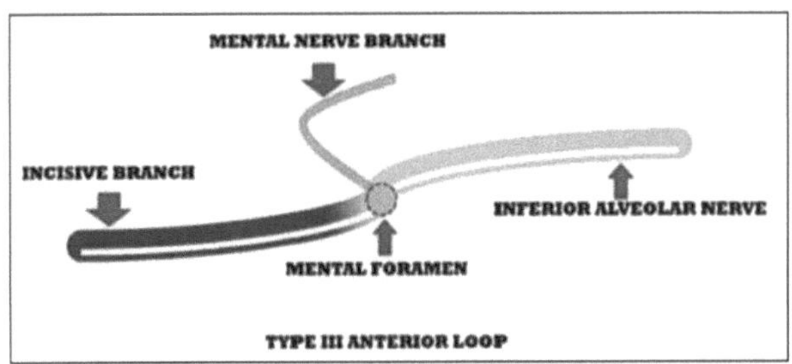

O nervo pode ser encontrado anteriormente ao forame mental em até 3 mm. [44]

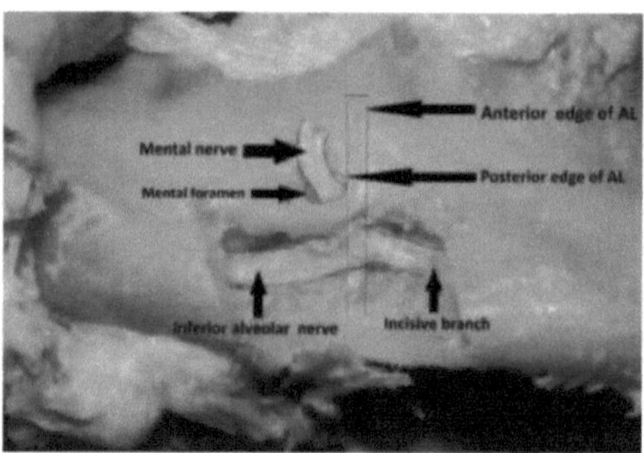

Determinação do comprimento da ansa anterior

Se for planeado um implante mesial e inferior ao forame, a sua extensão mais posterior deve ser, pelo menos, 5 mm anterior ao aspeto mesial do forame (ou seja, 3 mm para permitir a ansa mental mais 2 mm como margem de segurança).

As lesões nervosas podem resultar do estiramento, compressão e transecção parcial ou total do nervo.

Lesões na CA do NIA podem ocorrer durante procedimentos cirúrgicos, como a colocação de implantes. Estas lesões podem resultar em parestesia da parte da mandíbula e dos lábios, juntamente com dor neuropática aguda/crónica, o que, por sua vez, provoca dificuldades em actividades de rotina, como comer e falar.

Vários estudos avaliaram a anatomia e a prevalência da CA utilizando diferentes métodos, como a dissecação de cadáveres, radiografias como ortopantomografias, TC 3D e CBCT, ou uma combinação de avaliação anatómica e radiográfica. [45]

A radiografia panorâmica (OPG) é utilizada para observar o canal mandibular e a CA. No entanto, a precisão da OPG para avaliar a morfologia do anel nervoso é questionável devido aos prováveis erros registados nas vistas 2D. Além disso, os erros de processamento e as posições incorrectas do paciente podem afetar fortemente a qualidade da imagem. A TCFC, uma ferramenta radiográfica bastante recente, é benéfica para a avaliação precisa de pontos de referência anatómicos. A CBCT permite a visualização da anatomia tridimensionalmente, bem como em múltiplas secções nos planos axial, sagital e coronal. A CBCT também ajuda a determinar a localização da CA.

Prevenção de lesões:

• Antes de colocar um implante anterior ao forame mental, que seja mais comprido do que a medida da zona de segurança, sondar o forame mental para determinar se existe uma ansa anterior. Se a ansa estiver presente, colocar implantes não mais compridos do que a medida da zona de segurança.

• A broca piloto deve penetrar na crista óssea 7 a 8 mm antes do aspeto mais mesial do forame mental para evitar a penetração da broca através da ansa anterior (3 mm de ansa anterior + 2 mm de zona de segurança + o raio do implante).

• As incisões de libertação do retalho mesiais ao nervo mental devem terminar imediatamente acima da junção mucogengival.

• Numa mandíbula com reabsorção extensa, o forame mental pode estar localizado na crista da crista. Quando isso acontece, a incisão da crista deve ser colocada em direção à lingual e o retalho de espessura total deve ser cuidadosamente refletido até o forame ser identificado.

• Em algumas situações, deve ser seguido um protocolo de inserção sem retalho para evitar danificar o nervo mental e os seus ramos.

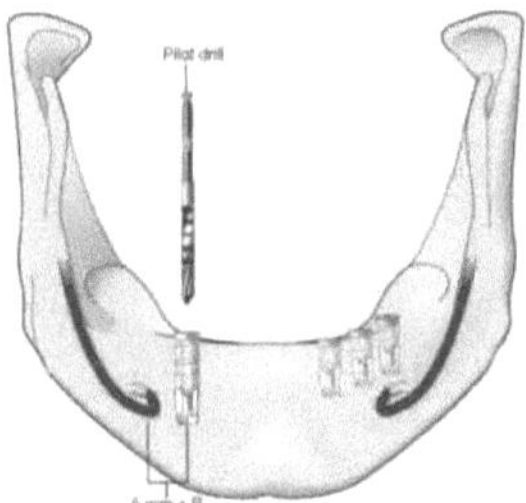

Os implantes podem ser colocados em qualquer sítio mesial ao forame mental, desde que sejam colocados acima do seu nível

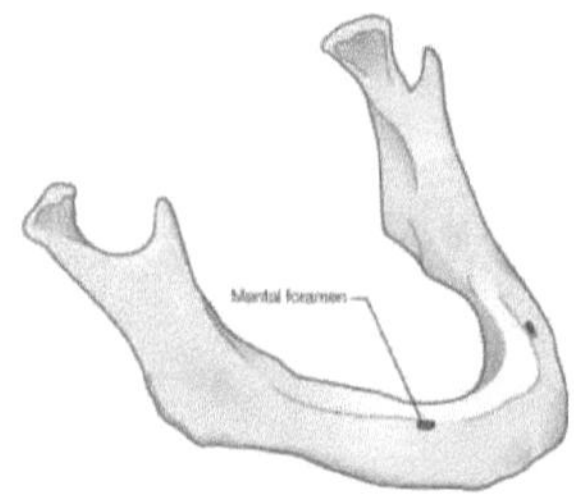

Na mandíbula severamente reabsorvida, o forame mental pode estar localizado na crista da mandíbula. Este facto deve ser tido em consideração se for feita uma incisão na crista média

Canal incisivo e nervo mandibular

O nervo alveolar inferior divide-se,[46] tipicamente na proximidade dos molares, no nervo mental (para irrigar a pele da região foraminal mental, o lábio inferior, a membrana mucosa e a gengiva) e nos nervos incisivos (para irrigar os dentes anteriores da mandíbula).

No entanto, em alguns casos, o nervo incisivo pode apresentar-se como um verdadeiro canal com um grande lúmen,[47] estendendo-se anterior e inferiormente a partir do forame mental, normalmente a 8 a 10 mm do bordo inferior da mandíbula.

O canal incisivo não pode ser detectado claramente em radiografias convencionais; por conseguinte, recomenda-se a realização de tomografias computorizadas para uma avaliação correta. A existência deste canal pode ser problemática para o cirurgião de implantes, uma vez que, como extensão do nervo alveolar inferior, deve ser considerado como contendo os mesmos elementos neurovasculares. [48] Por conseguinte, devem ser evitadas osteotomias que atravessem este canal. De notar que a posição do canal incisivo, se presente, estará mais próxima da crista alveolar numa mandíbula reabsorvida.

Prevenção de lesões:

O canal incisivo deve ser tido em consideração no planeamento do tratamento com implantes na zona intra-foraminal. [49]

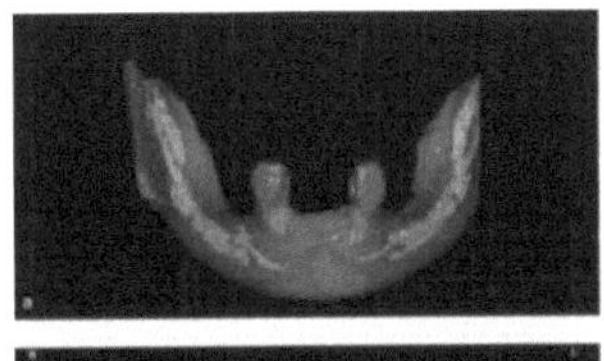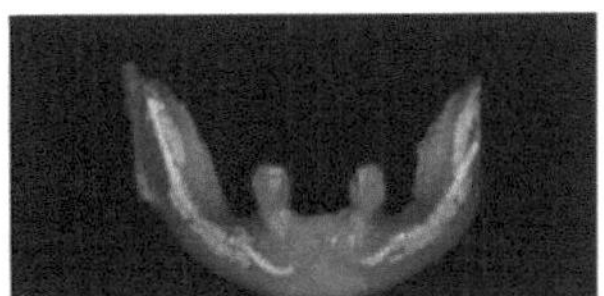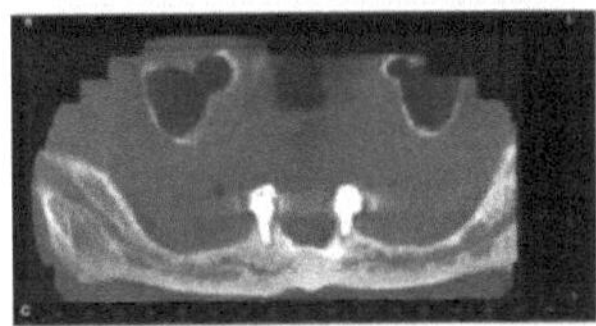

Imagens tridimensionais (a e b) e panorâmicas (c) de TC do canal incisivo mandibular.
Observar a continuação do canal alveolar inferior na mandíbula anterior

Nervo lingual

O nervo lingual, um ramo do nervo mandibular, desce até à base da língua, imediatamente anterior e ligeiramente medial ao nervo alveolar inferior, e fornece inervação sensorial aos dois terços anteriores da língua. O nervo lingual recebe fibras gustativas da corda do tímpano, um ramo do nervo facial. [50] É anestesiado durante o bloqueio do nervo alveolar inferior. O nervo lingual está normalmente localizado imediatamente medial à placa cortical lingual da mandíbula, abaixo da crista da crista e posterior às raízes dos terceiros molares. Nesta área, está coberto por uma fina camada de mucosa oral e pode ser visível clinicamente. Os procedimentos dentários nesta região podem causar danos a este nervo.

Prevenção de lesões:

A transecção do nervo lingual anestesia a língua, diminui o fluxo de saliva da glândula submandibular e afecta o paladar.

Isto pode ser evitado:
Colocação da incisão de libertação distal a 30 graus na direção vestibular na área da almofada retromolar para evitar a transecção do nervo lingual caso este atravesse a almofada retromolar

Reflexão cuidadosa e suave do retalho lingual na região mandibular posterior Evitar incisões de libertação lingual [51]

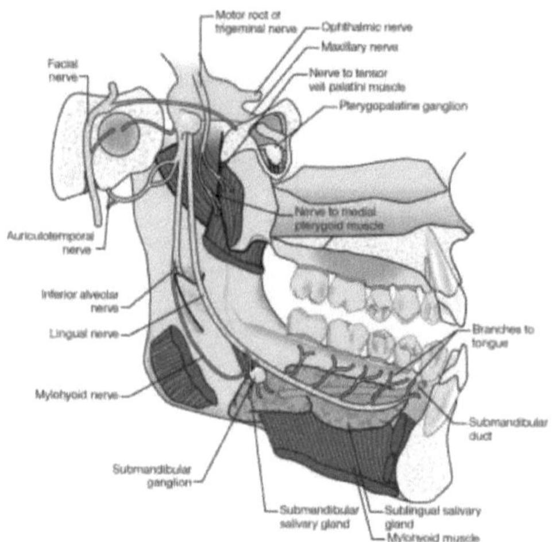

Nervo infra-orbital

O nervo infra-orbital é um ramo do nervo maxilar, que é o segundo ramo do nervo trigémeo, proveniente do gânglio trigémeo. Depois de emitir um ramo meníngeo, o nervo maxilar passa através do forame redondo para a fossa pterigopalatina, onde se divide em nervo zigomático, nervos pterigopalatinos e nervo infra-orbital. O nervo infra-orbital passa através da fissura infra-orbital para a órbita e através do canal infra-orbital para a bochecha, onde inerva a pele entre a pálpebra inferior e o lábio superior. Emite os nervos alveolares superiores posteriores para os molares superiores, os nervos alveolares superiores mediais para os pré-molares superiores e o nervo alveolar superior anterior para os caninos e incisivos superiores. [52]

Prevenção de lesões

Este nervo pode ser danificado durante a reflexão do retalho para um procedimento de elevação do seio da janela lateral ou para a colocação de implantes na área anterior de um maxilar altamente reabsorvido.

As possibilidades de danificar o nervo infra-orbital podem ser minimizadas da seguinte forma:

• Uma tomografia computadorizada tridimensional do forame infra-orbital antes da cirurgia

• Reflexão do retalho que permanece inferior ao forame infraorbitário

• Tratamento suave dos tecidos moles

• Utilização cuidadosa de retractores para evitar a invasão do nervo

<u>Prevenção de lesões nervosas</u>

• O conhecimento pormenorizado da anatomia, o planeamento cuidadoso do tratamento utilizando imagens de tomografia computorizada (TC) e enceramentos de diagnóstico, ajudas cirúrgicas como rolhas de broca e guias cirúrgicos gerados por computador e a manipulação cuidadosa dos tecidos moles podem minimizar a incidência de lesões nervosas.

• Os especialistas em medicina dentária e os médicos de clínica geral que colocam implantes devem discutir com os doentes as potenciais lesões nervosas e incluir esta possibilidade no formulário de consentimento.

• As recomendações específicas para evitar lesões dos nervos alveolar inferior, mental, incisivo mandibular, lingual e infra-orbital são fornecidas nas secções seguintes

• O cirurgião de implantes deve evitar a colocação de implantes em áreas com elevado potencial de lesão.

GESTÃO PÓS-OPERATÓRIA APÓS ALTERAÇÃO NEUROSENSORIAL.

• Sempre que houver a preocupação de que a lesão nervosa tenha ocorrido durante o desenvolvimento da osteotomia e o implante tenha sido inserido, devem ser efectuadas radiografias para verificar a posição do implante.

• Se for introduzido num canal nervoso, o implante deve ser ligeiramente afastado duas voltas ou removido por completo.

• No dia seguinte, se um doente referir sintomas de alteração da perceção, é necessário determinar se estes se devem à presença do implante ou a sequelas de manipulação dos tecidos moles ou de edema.

• Se a broca helicoidal ou o implante não invadirem o canal, é possível que o osso tenha sido comprimido, exercendo assim pressão sobre o nervo. O implante deve ser ligeiramente retirado várias voltas.

• Em caso de incerteza quanto à penetração do implante num canal nervoso, pode ser necessário efetuar uma TAC para obter informações adicionais.

• Após lesão nervosa - importante do ponto de vista médico para documentar o nível de disfunção neurosensorial.

• Os testes podem ser utilizados para avaliar o comprometimento neural. O médico deve verificar a profundidade e a extensão da disfunção sensorial.

• A alteração da sensibilidade dos lábios e da língua e a sialorreia devem ser documentadas.

• A dormência durante 16 semanas sugere que a bainha do nervo foi rompida e o doente deve ser encaminhado para uma possível microcirurgia.

• Quando um implante não se encontra dentro de um canal nervoso, a alteração da sensação pode dever-se a uma reação inflamatória - é prescrita terapia com esteróides ou medicação anti-inflamatória durante 3 semanas. Recomendam o encaminhamento para um microcirurgião se não se registarem melhorias ao fim de 2 meses.

SE HOUVER SUSPEITA DE LESÃO NERVOSA APÓS A COLOCAÇÃO DE UM IMPLANTE, DEVEM SER TOMADAS AS SEGUINTES MEDIDAS:

1. Documentar o nível de disfunção da lesão nervosa, de preferência no dia seguinte à cirurgia, quando os efeitos da anestesia já tiverem passado.

2. Obter uma tomografia computorizada pós-operatória para determinar se a alteração da sensibilidade se deve à presença do implante na área do nervo ou se é o resultado da manipulação dos tecidos moles ou de edema.

3. Se se acreditar que o implante é a causa da alteração da sensação, remova-o. No entanto, se o problema for a compressão do osso acima do nervo, exercendo pressão sobre o mesmo, retirar o implante 1 a 2 mm.

4. Dado que a alteração da sensibilidade pode ser causada por uma reação inflamatória, prescrever ibuprofeno (800 mg) durante 3 semanas. Se se verificar uma melhoria, prescrever mais 3 semanas de tratamento com anti-inflamatórios.

5. Se, após 1 mês, houver perda total da sensibilidade, diminuição da sensibilidade ou dor espontânea, encaminhar o paciente para um micro-neurocirurgião. O objetivo do encaminhamento precoce é permitir que o doente seja submetido a uma reparação do nervo no prazo de 4 meses após a lesão, minimizando assim a degeneração distal do nervo.

6. Contacte a sua companhia de seguros de negligência para obter orientação.

Teste DE DETEÇÃO NEUROSENSORIAL [53]

1. Teste de toque ligeiro: aplica-se um pincel suave no lábio e pergunta-se ao doente em que direção o estímulo foi aplicado.

2. Teste da dor: pode ser utilizada uma agulha de calibre 27 para determinar se o doente sente dor.

3. Teste de discriminação de dois pontos: os calibres são abertos progressivamente em incrementos de 2 mm até o doente ser capaz de discriminar as extremidades dos calibres como dois pontos de contacto separados.

4. O gelo ou uma pega de espelho aquecida (43°) podem ser utilizados para determinar se o doente é capaz de distinguir entre quente e frio.

5. Sensação de polpa dentária.

- SEP

Foi colocada uma agulha curta de elétrodo no couro cabeludo enquanto o doente estava deitado. A agulha do elétrodo foi colocada na pele para examinar a área de interesse. O trajeto anormal do nervo desde a cabeça até às mãos ou pés foi examinado com o Nicolet EDX. O doente não se deve mexer para obter um resultado exato do teste. A estimulação eléctrica é inferior a 10 mA, mas pode ser um pouco dolorosa. A duração do teste é de 30 a 60 minutos. O valor médio da latência N20 (ms) do lado anormal e do lado normal foi comparado para o SEP.

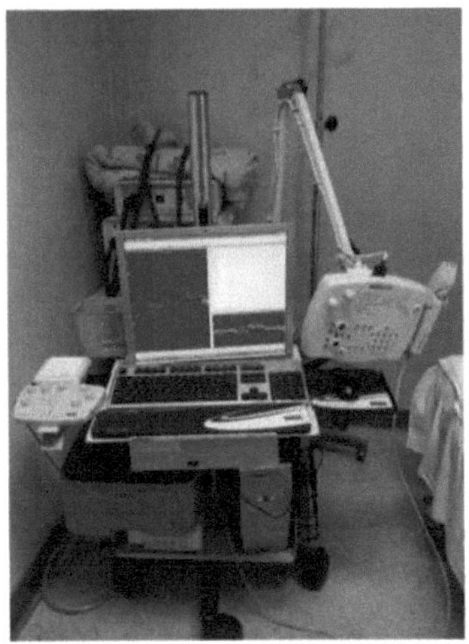

O local de medição na pele é limpo com uma esponja de álcool etílico e é aplicado um Goldtrode com uma fina camada de gel condutor. A CPT após estimulação com três frequências (2KHz, 250Hz, 5Hz) é medida utilizando o modo de limiar de perceção de corrente rápida (R-CPT) do equipamento Neurometer. Pede-se ao doente que pare de premir o botão quando detecta uma estimulação eléctrica minúscula, vibração, dor e/ou calor resultantes da estimulação eléctrica, utilizando o modo R-CPT. As medições são efectuadas repetidamente para cada uma das três frequências (2KHz, 250Hz, 5Hz) até se obter um sinal sonoro do equipamento.

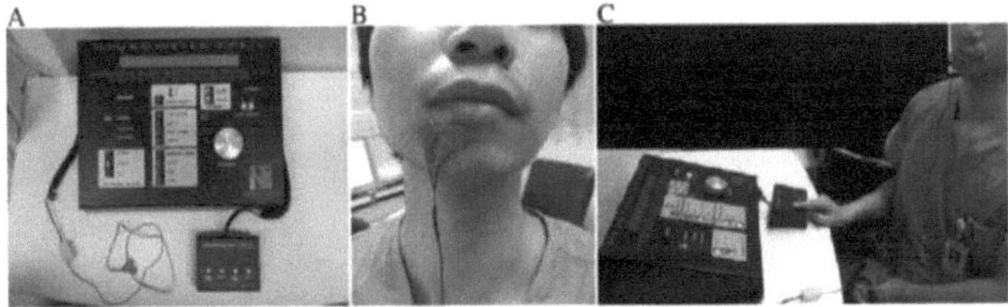

- Termografia

Os testes e tratamentos que estimulam a pele são proibidos antes da utilização da termografia, e o doente não deve aplicar loções ou pomadas antes de obter imagens. Além disso, era proibido fumar e beber. As imagens são obtidas após uma espera de 15 a 20 minutos na sala de espera. O doente não deve usar acessórios como relógios, colares, etc. na zona da imagem. A temperatura ambiente deve ser mantida entre 23 e 25°C.

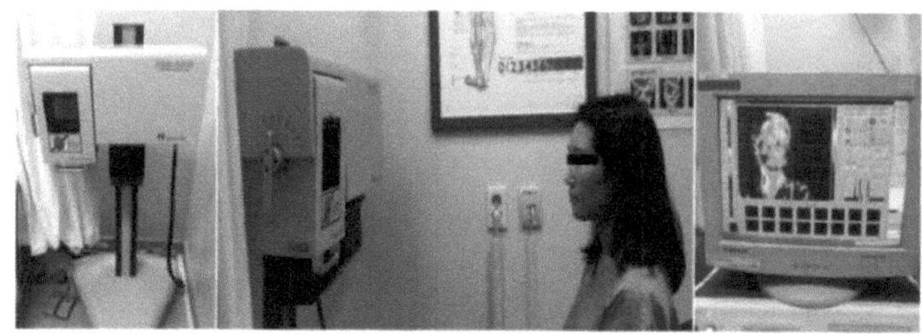

TRATAMENTO FARMACOLÓGICO DAS LESÕES NERVOSAS

Às pessoas com parestesias mais difíceis podem ser administrados medicamentos antidepressivos, como a amitriptilina. Os medicamentos antidepressivos prescritos para a parestesia são administrados numa dosagem muito mais baixa do que para o alívio da depressão. Pensa-se que os medicamentos ajudam porque alteram a perceção da dor pela pessoa.

Se a parestesia for ainda mais grave, podem ser prescritos derivados do ópio, como a codeína.

Outros medicamentos incluem

- gabapentina

- pregabalina

- carbamazepina

- fenitoína

- amitriptilina, imipramina e nortriptilina

Os medicamentos anti-inflamatórios, como o ibuprofeno ou a aspirina, são recomendados se os sintomas forem ligeiros.

A terapia nutricional pode incluir Niacina, suplementação com vitaminas do complexo B

Neurorrafia

A neurorrafia é indicada se o nervo estiver gravemente danificado ou cortado. Após a remoção da porção danificada do nervo, os cotos proximal e distal do nervo são aproximados com micro-suturas e depois cobertos com um protetor de nervo porcino.

Enxerto de nervo

Nos casos em que a reparação direta do nervo não é possível devido a um aumento do comprimento do espaço após a remoção do neuroma, está indicado um enxerto de nervo inter-posicional. Historicamente, o enxerto do nervo sural era colhido da parte inferior da perna. Um enxerto de nervo cadavérico descelularizado é atualmente a opção preferida. Este aloenxerto de nervo actua como um andaime que suporta a regeneração do nervo através da lacuna. Esta nova abordagem elimina a necessidade de um segundo local cirúrgico, diminui o tempo do procedimento e está associada a uma recuperação neurosensorial comparável à do enxerto do nervo sural.

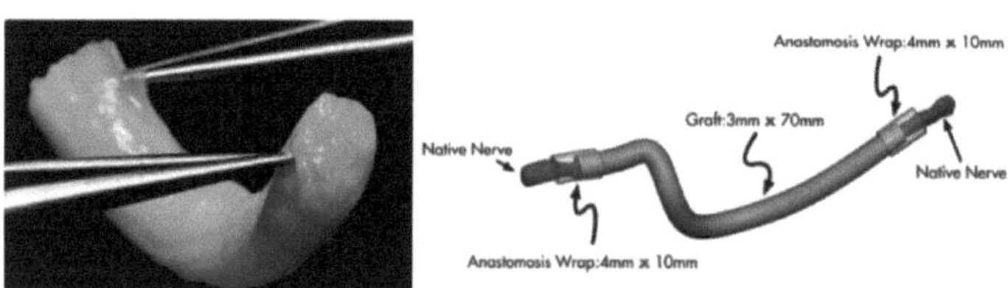

Embora a maioria dos implantes seja extremamente bem sucedida, com taxas de sobrevivência de até 98%, os implantes podem falhar; uma das razões mais importantes para a falha do implante é a infeção.

As espécies que colonizam os implantes dentários incluem espécies que caracterizam locais gengivais saudáveis e locais com gengivite (por exemplo, *Streptococcus sanguis, Actinomyces viscosus e Actinomyces odontolyticus)*, bem como agentes patogénicos putativos (por exemplo, *Porphyromonas gingivalis, Prevotella media, Prevotella melaninogenica* e *Fusobacterium species* s[4,55] . Outras espécies que são raramente isoladas de amostras periodontais incluem estafilococos, bastonetes entéricos, pseudomonadas, enterococos e leveduras; estas espécies também foram registadas em implantes infectados [56]

A microbiota peri-implantar difere consoante o indivíduo seja edêntulo ou parcialmente edêntulo. Em particular, P. gingivalis foi raramente isolado de indivíduos edêntulos 7[5,] , o que faz uma analogia interessante com a escassez de P. gingivalis isolado de pacientes com pericoronite[58] e daqueles nos estágios iniciais da periodontite, sugerindo que em ambos os casos os nichos mais profundos da bolsa periodontal favorecidos por P. gingivalis estavam ausentes

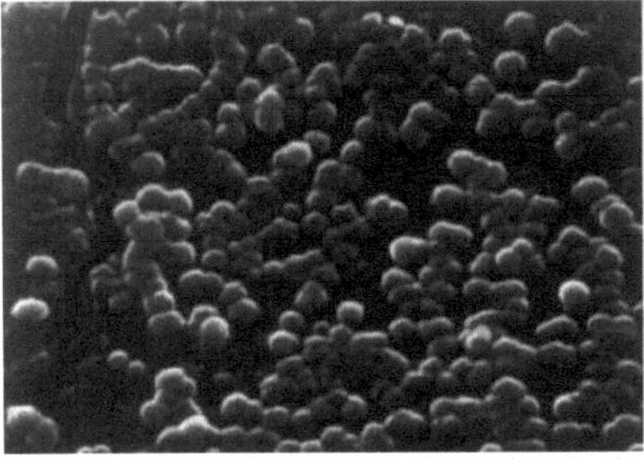

As infecções pós-operatórias podem ocorrer após a colocação de implantes com ou

sem enxerto do local. Uma variedade de factores locais e sistémicos pode desempenhar um papel no desenvolvimento de tal infeção. A infeção precoce é definida como a infeção que ocorre dentro de 1 semana de pós-operatório e a infeção tardia como a infeção que ocorre entre 1 semana de pós-operatório e o momento da conexão do pilar (3-8 meses de pós-operatório). Acredita-se que a contaminação bacteriana durante a inserção do implante pode causar o fracasso precoce do implante dentário. A contaminação da superfície do implante por biofilme bacteriano durante os procedimentos operatórios pode levar a um processo inflamatório nos tecidos duros e moles, diminuindo assim a taxa de sucesso do implante. As infecções em torno dos biomateriais são muito difíceis de tratar e quase todos os implantes infectados podem falhar em algum momento após a colocação. Embora seja possível uma infeção maciça após a colocação de implantes dentários, a maioria das infecções precoces ocorre quando são utilizados enxertos, e a maioria destas ocorre com uma elevação do seio maxilar.

<u>Antibióticos profilácticos</u>

Os antibióticos profilácticos podem prevenir infecções pós-operatórias e, assim, diminuir o insucesso dos implantes. O benefício da profilaxia antibiótica em pacientes saudáveis submetidos a colocação de implantes dentários de rotina é controverso. Para um doente saudável, a manipulação intra-operatória dos tecidos e a técnica clínica parecem ser os factores mais importantes para determinar se o local do implante fica infetado após a cirurgia [59,60]

Alguns estudos concluíram que a utilização de antibióticos profilácticos tem pouco ou nenhum benefício, enquanto outros concluíram o contrário. [61] Os que se opõem à utilização rotineira de antibióticos referem que estes medicamentos estão associados a riscos, incluindo diarreia, anafilaxia e resistência aos antibióticos com o desenvolvimento de estirpes resistentes.

Foram sugeridos vários regimes, incluindo doses pré-operatórias únicas ou múltiplas, doses pós-operatórias únicas ou múltiplas durante vários dias, ou uma dose pré-operatória seguida de uma dose pós-operatória. Conceptualmente, quando a profilaxia antibiótica é indicada, deve ser administrado um antibiótico de espetro adequado no pré-operatório em dose única. O medicamento deve estar presente numa concentração adequada na corrente sanguínea antes da incisão e a sua utilização deve ser descontinuada no pós-operatório.

O clínico deve ter conhecimento da semi-vida de eliminação, do nível sérico máximo
e do tempo até ao nível sérico máximo do antibiótico de eleição.

Meia-vida de eliminação dos antibióticos, tempo até ao pico dos níveis séricos e pico
dos níveis séricos

ANTIBIOTIC	HALF LIFE ELEMINATION	TIME-TO-PEAK SERUM LEVEL	PEAK SERUM LEVEL
Penicillin G	0.5-1.0	0.5-1.0	2
Penicillin V	0.5-1.0	0.5-1.0	4
Ampicillin	1.0-1.8	0.5-1.0	7.8
Amoxicillin	0.7-1.4	2	7.5
Amoxicillin+Clavulanic acid	0.7-1.4	2	7.5
Erythromycin	1.5-2.0	4	1.09
Clarithromycin	2-3	1	4
Azithromycin	6-8	2.3-4.0	4.5
Ciprofloxacin	3-5	0.5-2.0	1.22
Clindamycin	2-3	1	2.44
Metronidazole	6-8	1-2	20

Data from Brunton and Lexi-Comp

Um estudo comparou 4 protocolos de antibióticos: Uma dose única de amoxicilina
administrada no pré-operatório, 3 dias no pós-operatório, 5 dias no pós-operatório, 7
dias no pós-operatório e um placebo. O resultado avaliado foi o sucesso da
osseointegração do implante dentário num modelo animal. Os resultados do estudo
sugeriram que o uso prolongado de antibióticos pode ter um efeito negativo na
formação óssea à volta dos implantes. Os autores recomendaram uma dose única pré-
operatória de amoxicilina porque tem efeitos adversos mínimos no hospedeiro e na
osseointegração. [62]

Infeção tardia A actinomicose tem sido implicada numa série de casos de fracasso de
implantes. O Actinomyces odontolyticus estava presente em 84% dos implantes
fracassados com resultados positivos para Actinomyces. A actinomicose oral é pouco

frequente, mas pode causar infeção e, em alguns casos, destruição óssea maciça. [63]

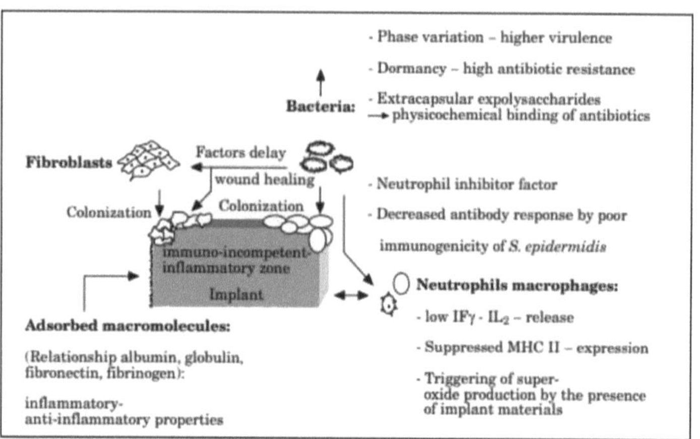

As estratégias de S. epidermidis para escapar à defesa do hospedeiro e à terapia antibiótica e para inibir a cicatrização de feridas.

(1) Funções relacionadas com a virulência (produção de lodo, expressão de adesinas, expressão da subpopulação séssil e flutuante); (2) supressão do crescimento bacteriano no biofilme, interação do glicocálix e dos antibióticos e alterações do envelope celular após a adesão, diminuindo a suscetibilidade aos antibióticos; e (3) processos inflamatórios crónicos, que desencadeiam uma libertação lenta de radicais superóxidos de O2, baixa atividade opsonizante, capacidade comprometida dos macrófagos, redução da produção de IF e IL1 por capacidade bactericida comprometida dos macrófagos, redução da expressão de MHC por neutrófilos, monócitos e linfócitos, bem como um fator inibidor de neutrófilos bacterianos para causar imunossupressão local.

Os grupos de antibióticos de interesse para o implantodontista são os antibióticos β-lactâmicos (penicilina e cefalosporinas), as tetraciclinas, os macrólidos, as lincosamidas e as fluoroquinolonas. O agente antibacteriano e antiprotozoário metronidazol também tem aplicações na prevenção de infecções em implantologia dentária.

Anti-microbial drug classification	Mode of Action	Examples	Spectrum
Penicillin	Interfere with bacterial cell wall synthesis	Narrow spectrum penicillin: - Penicillin G (IV) - Penicillin V potassium (oral) Extended Spectrum penicillin: -Ampicillin (IM,IV.oral) -Amoxicillin (oral) -Amox + clavulanic acid (oral)	• actericidal • G am positive organism • G am negative cocci • No -β-lactamases-producing anaerobes • G am producing rods • ina tivated by β lactamases
Cephalosporins	Interference with bacterial cell synthesis	First generation cephalosporins: -Cephalexine -Cephradine -Cefazolin Second generation cephalosporins -Cefaclor -Cefrpzil -Cefuroxime Third generation cephalosporins: -Cefotaxime -Ceftazidime Fourth Generation cephalosporins: -Cefepime	• Bactericidal • More stable than penicillin to bacterial β-lactamases • G am-positive cocci •Similar to first-generation cephalosporins with extended activity against gram-negative but less activity against gram-positive bacteria. • Extended gram-negative coverage • crosses blood-brain barrier
B-lactamase inhibitors	Potent inhibitors of many β-lactamaes Protect hydrolysable penicillin from inactivation by β-lactamases	Clavulanic acid	•Bactericidal •Very weak antibacterial action •Effective against amber class A β-lactamases produced by staphylococci. Bacteroides. E-coli
Tetracyclines	Inhibit protein synthesis by binding reversibly to the 30S subunit of the bacterial ribosome.	Tetracycline Demeclocycline Doxycycline Minocycline	• road spectrum • Bacteriostatic for many gram-positive and gram-negative bacteria. including anaerobic • Effective against tetracycline-resistant strains

Macrolides	Inhibit protein synthesis by binding reversibly to the 50S subunit of the bacterial ribosome	Natural -Erythromycin Semisynthetic -Clarithromycin -Azithromycin	•Effective against gram-positive bacteria, especially pneumococci, streptococci and staphylococci and gram-negative strains such as Neisseris • Bacteriostatic at lower concentrations • Bactericidal at higher concentrations
Lincosamides	Inhibit protein synthesis by binding to the 50S subunit of the bacterial ribosome	Clindamycin	•Bacteriostatic •Effective against staphylococci, streptococci, pneumococci, Bacteroides and other anaerobes • Ineffective against enterococci, gram-negative aerobes
Fluoroquinolones	Inhibit DNA gyrase, thereby blocking DNA synthesis	Ciprofloxacin Levofloxcin	•Broad spectrum •effective against a variety of gram-positive cocci and gram-negative bacteria • should not be used for routine upper and lower respiratory tract, skin, or soft tissue infections

<u>Penicilina</u>

As penicilinas são uma categoria alargada de antibióticos β-lactâmicos (inibidores da parede celular tornados ineficazes por bactérias que produzem a enzima β-lactamase) que inclui, entre outros, antibióticos de espetro estreito como a penicilina G, a penicilina V, a penicilina VK, a ampicilina e a amoxicilina.

Penicilina - O termo penicilina neste contexto refere-se a uma classe de antibióticos de espetro estreito, em particular, a penicilina G; no entanto, a penicilina V potássica é a primeira escolha no tratamento de muitas infecções orofaciais.

Indicações

A penicilina já não é recomendada para a profilaxia dentária e é indicada apenas para infecções dentárias menores. As infecções orofaciais tratáveis com penicilina podem incluir celulite, abcesso periapical, abcesso periodontal, pulpite supurativa aguda, fístula oronasal, pericoronite, osteíte, osteomielite e infeção pós-cirúrgica e pós-traumática. A penicilina é útil para infecções por determinadas bactérias, como estreptococos, enterococos, Listeria, Neisseria meningitidis, muitos anaeróbios, espiroquetas, Actinomyces, espécies de Erysipelothrix e Pasteurella multocida.

Administração

A penicilina deve ser tomada com o estômago vazio, 1 hora antes ou 2 horas depois das refeições, porque os alimentos diminuem a taxa de absorção do medicamento e a concentração sérica. [35]

<u>Ampicilina</u>

A ampicilina é mais capaz de penetrar na membrana celular das bactérias gram-negativas (as bactérias grampositivas não têm membrana celular) do que a penicilina G. A ampicilina tem também uma melhor biodisponibilidade oral devido à sua resistência aos ácidos e facilidade de absorção. [64]

Indicações

A ampicilina é utilizada para tratar uma variedade de infecções, como as causadas por bactérias susceptíveis (organismos não produtores de βlactamase), estreptococos, pneumococos, estafilococos não produtores de penicilinase, Listeria, meningococos e algumas estirpes de Haemophiles influenzae, Salmonella, Shigella, E coli, Enterobacter e Klebsiella.

Contra-indicações

Os doentes com mononucleose infecciosa não devem receber ampicilina porque pode causar erupção cutânea.

Administração

A ampicilina deve ser tomada com o estômago vazio, 1 hora antes ou 2 horas depois das refeições. A ingestão de alimentos antes de tomar ampicilina diminui a taxa de absorção do medicamento e pode diminuir a concentração sérica. [64,35]

<u>Amoxicilina</u>

A amoxicilina é um antibiótico de espetro moderado. É utilizada com mais frequência do que outras penicilinas porque é absorvida mais rápida e completamente pelo trato gastrointestinal. As concentrações plasmáticas máximas de amoxicilina são duas a quatro vezes superiores às da ampicilina após a administração oral da mesma dose.

Indicações

Na prática dentária, a amoxicilina é utilizada como profilaxia antibiótica em doentes com risco de endocardite infecciosa ou em doentes que tenham sido submetidos a uma substituição total da articulação. Também é utilizada para tratar infecções orofaciais.

Administração

A toma de amoxicilina com alimentos não interfere com a absorção.

<u>Amoxicilina e ácido clavulânico</u>

A amoxicilina pode ser administrada com ácido clavulânico para alargar o seu espetro de atividade. No entanto, algumas estirpes bacterianas desenvolveram resistência a esta combinação. [64]

Indicações

Em uso dentário, a amoxicilina mais ácido clavulânico é utilizada para tratar infecções orofaciais quando estão presentes estafilococos produtores de β-lactamase e Bacteroides. Também é utilizada no tratamento da sinusite. Pode tratar Moraxella (Branhamella) catarrhalis produtora de βlactamase, H influenzae, Neisseria gonorrhoeae e Saureus não resistente à meticilina (não MRSA). Este tratamento é útil quando um doente tem resistência à amoxicilina e não tolera tratamentos alternativos. [64]

Contra-indicações

A utilização de ácido clavulânico com penicilina tem sido associada a um aumento da incidência de iterícia colestática e hepatite aguda durante a terapêutica ou pouco depois, especialmente em homens e pessoas com idade igual ou superior a 65 anos. A iterícia associada é geralmente auto-limitada e raramente fatal. [65] Com base no número de indivíduos tratados e nos casos notificados, o risco de desenvolver hepatite com a associação amoxicilina e ácido clavulânico é estimado em menos de 1 em 100.000. A associação de hepatite e sinais de hipersensibilidade pode sugerir um[66] mecanismo imuno-alérgico de hepatotoxicidade em alguns doentes. Os doentes não devem tomar amoxicilina e ácido clavulânico se tiverem hipersensibilidade à amoxicilina, ao ácido clavulânico, à penicilina ou a qualquer componente da fórmula; história de iterícia colestática; ou disfunção hepática com a terapêutica com amoxicilina e ácido clavulânico. Não utilizar em doentes com fenilcetonúria (PKU). Utilizar com precaução em doentes com insuficiência hepática ou renal. A dosagem deve ser ajustada em doentes com insuficiência renal. [64] As mulheres grávidas só devem receber amoxicilina e ácido clavulânico com precaução quando claramente indicado. Este medicamento passa para o leite materno, pelo que se deve ter cuidado quando administrado a mães a amamentar. O risco de acontecimentos adversos no bebé pode ser aumentado quando comparado com a utilização de amoxicilina isolada.

Administração

A amoxicilina e o ácido clavulânico não devem ser tomados com uma refeição rica em gordura, porque isso pode diminuir a absorção do medicamento. Os alimentos aumentam a absorção e diminuem a perturbação gastrointestinal; no entanto, também pode ser tomado sem alimentos. [64] Pode ser misturado com leite, leite em pó ou sumo. Os comprimidos de libertação prolongada devem ser tomados com alimentos.

Advertências e efeitos adversos associados a todas as penicilinas

Os doentes com hipersensibilidade à penicilina ou a qualquer componente da fórmula não devem tomar esta classe de antibióticos. Os doentes com insuficiência renal, asma ou perturbações convulsivas devem utilizar este medicamento com precaução. Em mulheres grávidas, a penicilina é considerada segura; no entanto, não existem testes controlados para confirmar este facto. As mulheres que estão a amamentar podem tomar penicilina com precaução, uma vez que esta é absorvida pelo leite materno e pode causar diarreia ou reacções alérgicas nos lactentes. Os efeitos adversos mais comuns das penicilinas são reacções de hipersensibilidade; as penicilinas são a causa mais comum de alergia a medicamentos. [66] A incidência destas alergias pode variar entre 0,7% e 10% e pode incluir erupção cutânea, erupção cutânea urticariforme, febre, broncospasmo, vasculite, doença do soro, dermatite esfoliativa, síndroma de Stevens-Johnson e anafilaxia. [64] Outros efeitos secundários podem incluir angioedema, urticária, diarreia, náuseas, vómitos, eritema, dermatite, língua negra e pilosa, glossite, feridas na boca ou na língua, descoloração dos dentes, estomatite, azia, agranulocitose, anemia, eosinofilia, leucopenia, púrpura trombocitopénica, estridor laríngeo, convulsões, acontecimentos cardiovasculares e sintomas do sistema nervoso central. As superinfecções fúngicas ou bacterianas, incluindo a diarreia associada ao C difficile (CDAD) e a colite pseudomembranosa, podem resultar da utilização prolongada; a CDAD foi observada mais de 2 meses após o tratamento com antibióticos.

<u>Cefalosporinas</u>

As cefalosporinas são antibióticos β-lactâmicos bactericidas com uma estrutura semelhante à da penicilina; no entanto, são mais estáveis à atividade da β-lactamase e têm um espetro mais amplo do que a penicilina. [64]

As cefalosporinas de primeira geração (por exemplo, cefalexina, cefalotina, cefazolina) são predominantemente activas contra bactérias gram-positivas; as gerações sucessivas aumentaram a atividade contra bactérias gram-negativas (embora frequentemente com atividade reduzida contra organismos gram-positivos). A maioria dos anaeróbios presentes na cavidade oral é sensível às cefalosporinas de primeira geração; contudo, a B fragilis é resistente.

As cefalosporinas de segunda geração incluem a cefuroxima, o cefprozil e o cefmetazol. Têm maior atividade gram-negativa do que as cefalosporinas de primeira geração, mas menos do que as cefalosporinas de terceira geração. Algumas cefalosporinas de segunda geração (por exemplo, cefoxitina, cefotetan, cefmetazol) são activas contra a bactéria B fragilis.

As cefalosporinas de terceira geração têm menos atividade do que os agentes de primeira geração contra os cocos gram-positivos, mas possuem maior atividade contra as Enterobacteriaceae, incluindo as estirpes produtoras de β-lactamase. Um subconjunto destes agentes (por exemplo, ceftazidima, cefoperazona) tem atividade contra a P aeruginosa.

As cefalosporinas de quarta geração estão reservadas para infecções graves em doentes hospitalizados, quando as Enterobacteriaceae e as Pseudomonas são motivo de preocupação. [66]

<u>Tetraciclinas</u>

As tetraciclinas são agentes bacteriostáticos de largo espetro para muitas bactérias aeróbias e anaeróbias gram-positivas e gram-negativas. Infelizmente, a utilização generalizada e muitas vezes incorrecta das tetraciclinas resultou no desenvolvimento de muitas estirpes bacterianas resistentes, o que diminuiu a sua utilidade clínica. Os vários derivados apresentam diferenças em termos de absorção, ligação às proteínas, metabolismo e grau de atividade contra microrganismos susceptíveis. Por exemplo, as tetraciclinas em geral são adequadamente absorvidas por via oral, mas existem diferenças significativas na biodisponibilidade dos vários derivados.

Indicações e contra-indicações

A utilização de tetraciclinas no tratamento de infecções orofaciais é considerada inadequada devido à sua atividade bacteriostática e à extensa resistência bacteriana. A administração sistémica a longo prazo no tratamento da periodontite do adulto deve envolver a avaliação da relação risco-benefício devido à eficácia clínica questionável. Curiosamente, as tetraciclinas são utilizadas para tratar a Helicobacter pylori em combinação com outros antibióticos. Verificou-se a existência de H pylori em infecções crónicas do seio maxilar em doentes com infecções gástricas por H pylori, o que é importante para os implantodontistas que realizam aumentos subantrais. [66]

Efeitos adversos - As tetraciclinas ligam-se aos dentes e ossos em desenvolvimento. As duas principais complicações observadas com as tetraciclinas são o desenvolvimento de infecções oportunistas por Candida albicans e a fotossensibilidade. As tetraciclinas também causam múltiplos efeitos secundários adversos, incluindo discrasia sanguínea, disfunção hepática, crescimento excessivo de Candida albicans, irritação gastrointestinal e múltiplas reacções alérgicas.

Administração - Estes antibióticos não devem ser administrados com produtos que contenham cálcio (lacticínios) porque se ligam ao cálcio e não serão absorvidos.

<u>Macrólidos</u>

Os antibióticos macrólidos incluem a eritromicina, a claritromicina e a azitromicina. Estes antibióticos contêm um anel de lactona com muitos membros como núcleo, o que melhora a penetração nos tecidos e alarga o espetro de atividade.

Doses recomendadas para adultos de antibióticos habitualmente utilizados em implantologia dentária

Generic name	Recommended dosage
Penicillin V potassium	1,000 mg initially followed by 500 mg every 6 hours for 7 to 10 days
Amoxicillin	1,000 mg initially followed by 500 mg every 8 hours for 7 to 10 days
Amoxicillin + clavulanic acid	1,000 mg amoxicillin + 125 mg clavulanic acid initially followed by 500 mg every 8 hours for 7 to 10 days
Cephalexin	1,000 mg initially followed by 500 mg every 6 hours for 7 to 10 days
Cefaclor	1,000 mg initially followed by 500 mg every 8 hours for 7 to 10 days
Tetracycline	250–500 mg initially followed by 250 mg every 6 hours
Erythromycin base	Base or stearate: 500 mg initially followed by 250–400 mg every 6 to 12 hours (maximum 4 g/day)
Clarithromycin	500 mg initially followed by 250–500 mg every 12 hours
Azithromycin	500 mg the first day, then 250 mg daily for 4 days
Clindamycin	300 mg initially followed by 150 mg every 6 hours for 7 to 10 days Severe infections: 600 mg initially followed by 300 mg every 6 hours for 48 hours, then 150 mg every 6 hours for a total of 10 days
Ciprofloxacin	Sinusitis: 500 mg every 12 hours for 10 days
Metronidazole	250–500 mg initially followed by 250–500 mg every 6 to 8 hours (maximum 4 g/day)

*Para adultos sem doença hepática ou renal

<u>Infeção fúngica</u>

As infecções fúngicas após a cirurgia de implantes também são raras. No entanto, a incidência de infecções fúngicas dos seios paranasais está a aumentar. Mais de 10% de todos os doentes com sinusite crónica têm um aspergiloma, o tipo mais comum de sinusite fúngica crónica não invasiva. [67]

O tratamento bem sucedido de doentes com sinusite fúngica não invasiva requer curetagem cirúrgica com remoção das massas micóticas. Tanto o procedimento Caldwell-Luc como as técnicas endoscópicas têm sido utilizados para este fim. Em geral, as infecções fúngicas não tendem a recidivar após a remoção bem sucedida das massas micóticas. Pode ser necessária uma terapia antifúngica sistémica se o doente continuar a apresentar sintomas após o tratamento cirúrgico. A sinusite fúngica invasiva e fulminante é a forma mais rara de sinusite fúngica e ocorre principalmente em pacientes imunossuprimidos. Uma vez que a sinusite fúngica fulminante pode ser fatal, uma infeção invasiva requer não só um desbridamento cirúrgico agressivo do osso e dos tecidos moles anormais, mas também uma quimioterapia antifúngica prolongada.

PERI-IMPLANTITE

A doença peri-implantar refere-se a reacções inflamatórias encontradas nos tecidos moles e duros que rodeiam um implante, e é uma complicação bem relatada do tratamento com implantes.

A peri-implantite "é uma condição patológica que ocorre nos tecidos à volta dos implantes dentários, caracterizada por inflamação no tecido conjuntivo peri-implantar e perda progressiva do osso de suporte". É a razão mais comum para a perda tardia de implantes. [68] A frequência global de peri-implantite foi relatada como sendo de 5% a 8% para sistemas de implantes selecionados.

São descritas duas entidades no âmbito do conceito de doença peri-implantar: mucosite peri-implantar e peri-implantite.

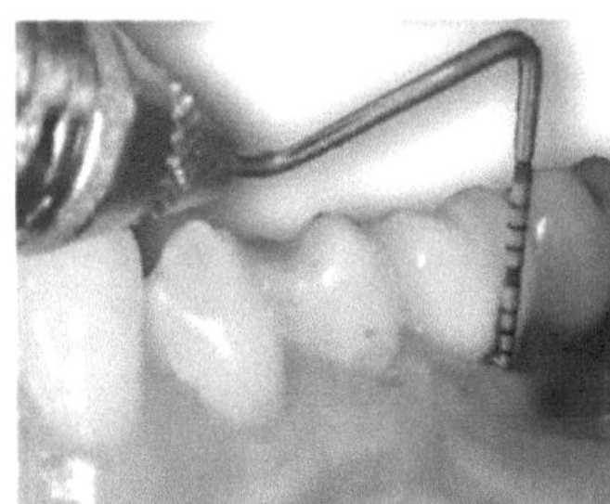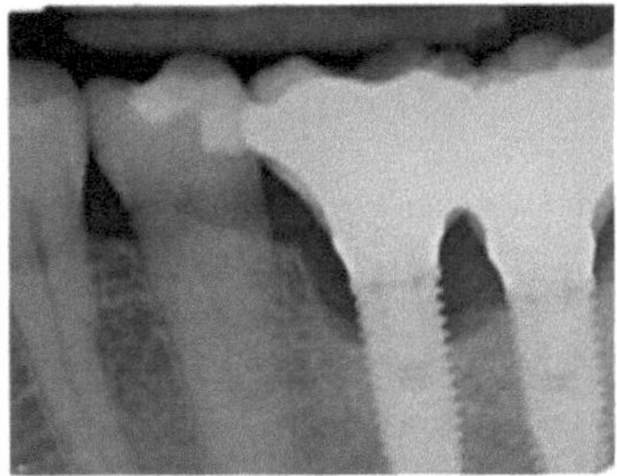

Peri implantite

MUCOSITE PERI-IMPLANTAR

A mucosite peri-implantar refere-se à presença de inflamação nos tecidos moles que rodeiam um implante, sem sinais de perda de osso de suporte.

Esta condição é caracterizada por hemorragia à sondagem suave. Podem também estar presentes eritema, inchaço e supuração.

Para a prática clínica quotidiana e situações de ensino, o workshop mundial propôs as seguintes caraterísticas da mucosite peri-implantar.

• Ausência de sinais clínicos de inflamação.

• Ausência de hemorragia ou supuração à sondagem suave

• Sem aumento da profundidade de sondagem em comparação com exames anteriores

• Ausência de perda óssea para além das alterações do nível ósseo da crista resultantes da remodelação óssea inicial.

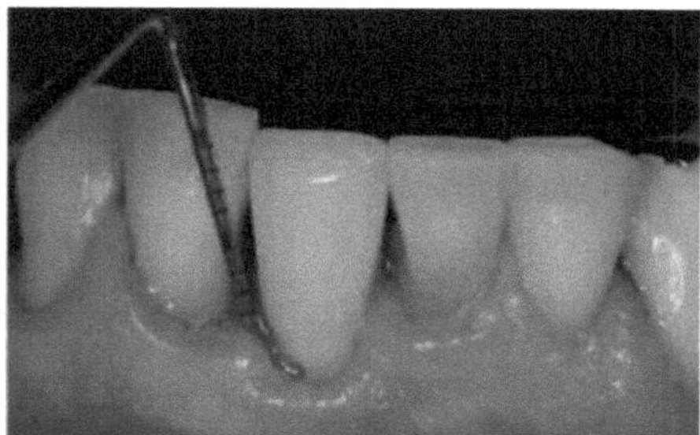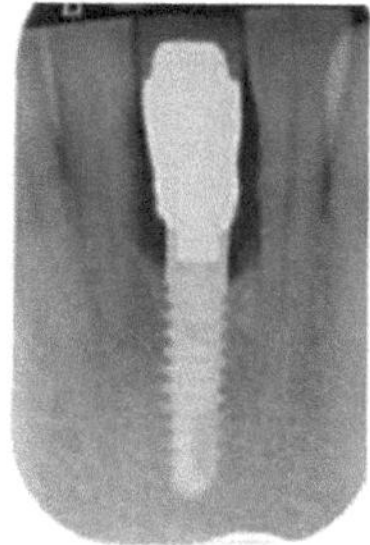

Mucosite peri-implante

A peri-implantite também pode estar diretamente relacionada com a distribuição inadequada da pressão mastigatória sobre os tecidos que rodeiam o implante, levando assim ao afrouxamento dos suportes artificiais, à infeção dos tecidos circundantes e, consequentemente, a processos inflamatórios.

A patologia primária é iniciada por desafios bacterianos, no entanto, existem inúmeros factores locais e sistémicos que podem contribuir para o início e a progressão da doença.

A flora bacteriana, que está associada à periodontite e à peri-implantite, é semelhante. Os microrganismos mais frequentemente relacionados com o fracasso de um implante são os anaeróbios Gram-negativos, como *Prevotella intermedia, Porphyromonas gingivalis, Aggregatibacter actinomycetemcomitans, Bacterioides forsythus, Treponema denticola, Prevotella nigrescens, Peptostreptococcus micros* e *Fusobacterium nucleatum.* [69]

O tecido peri-implantar saudável desempenha um papel importante como barreira biológica a alguns dos agentes que causam a doença peri-implantar e, se este for destruído, a contaminação bacteriana espalha-se diretamente para o osso, levando à sua rápida destruição.

A tensão mecânica excessiva, a má conceção do implante e a corrosão que pode ocorrer quando uma estrutura de metal não nobre é ligada a um implante de titânio são factores importantes no aparecimento e desenvolvimento da peri-implantite. [70]

Outros factores etiológicos incluem diabetes mellitus, osteoporose, tabagismo, tratamento prolongado com corticóides, radiação e quimioterapia.

Os seguintes sinais e sintomas são típicos das lesões de peri-implantite: evidência radiológica de destruição vertical da crista óssea. O defeito é geralmente em forma de pires e existe osteointegração da parte apical do acessório; destruição óssea vertical associada à formação de uma bolsa peri-implantar; hemorragia e supuração à sondagem; possível inchaço dos tecidos peri-implantares e hiperplasia.

A dor é uma caraterística invulgar que, quando presente, está normalmente associada a uma infeção aguda.

Sintomas clínicos e radiográficos da peri-implantite

Profundidade de sondagem

Hemorragia à sondagem/supuração

Perda de fixação/perda óssea de 2,5 mm

Destruição vertical da crista óssea nas radiografias

Possível inchaço e hiperplasia dos tecidos peri-implantares Dor, se presente, indica infeção aguda

O diagnóstico de peri-implantite necessita de uma diferenciação cuidadosa da mucosite peri-implantar, de falhas primárias na integração dos tecidos e de problemas sem um componente inflamatório.

Os parâmetros de diagnóstico utilizados para avaliar a peri-implantite incluem índices clínicos, sondagem peri-implantar utilizando uma sonda de plástico rígida, hemorragia à sondagem (BOP), supuração, mobilidade, radiografia peri-implantar e microbiologia.

O fluido crevicular gengival (GCF) é um ultrafiltrado de sangue, presente no espaço do sulco gengival, que contém vários componentes moleculares como produtos de degradação bacteriana, produtos de degradação dos tecidos do hospedeiro e mediadores inflamatórios. Devido à localização e facilidade de recolha, vários estudos clínicos em humanos têm vindo a explorar e validar biomarcadores de doença periodontal no FGC. O equivalente do FGC para implantes é normalmente referido como fluido sulcular peri-implantar (PISF).

O fluido sulcular peri-implantar (PISF) é o exsudado osmoticamente mediado com origem no plexo vascular da gengiva e é considerado o análogo do fluido crevicular gengival (GCF) dos dentes naturais. Através da avaliação dos componentes do PISF e da correlação destes dados com os sintomas clínicos, as doenças peri-implantares podem ser detectadas e tratadas antes do aparecimento de sinais clínicos detectáveis. Foram investigados vários componentes do PISF, incluindo marcadores inflamatórios (citocinas e prostaglandinas), componentes de degradação tecidular (metaloproteinases da matriz e proteínas de fase aguda), componentes de tecido mineralizado e marcadores de renovação óssea. [71]

O PISF pode ajudar a delinear alterações inflamatórias peri-implantares precoces com mediadores inflamatórios, componentes de degradação tecidular e alterações volumétricas durante o processo inflamatório. Através da avaliação dos constituintes do PISF e da sua correlação com os sinais clínicos, as perturbações peri-implantares podem ser diagnosticadas e rectificadas antes de os sinais clínicos serem evidentes. Vários constituintes do PISF têm sido investigados, tais como mediadores inflamatórios (citocinas, prostaglandinas), produtos de degradação dos tecidos (MMPs, proteínas de fase aguda), marcadores de renovação óssea e componentes do tecido mineralizado.

Método de recolha do PISF: Os parâmetros clínicos são registados por um único examinador calibrado para todos os pacientes. Deve ser medida a BOP, a profundidade da bolsa de sondagem em mm e a CAL em mm. As radiografias são aconselhadas como adjuvantes para confirmar a avaliação do local. O PISF será recolhido do local com maior profundidade de sondagem. Os parâmetros clínicos devem ser registados um dia antes da colheita do FGC para evitar a estimulação da amostra e a sua contaminação com sangue. As áreas de amostragem serão isoladas com rolos de algodão para evitar a infeção da amostra pela saliva. A recolha do PISF [4µl] é efectuada com micro pipetas capilares de 125 mm de comprimento e 0,01 mm de diâmetro. A micropipeta será colocada no orifício do sulco gengival e o GCF não estimulado será recolhido. Todas as amostras serão armazenadas a -70°C até que o procedimento de ensaio seja efectuado.

Índices utilizados para avaliar as condições da mucosa marginal em redor de implantes orais

Score	Mombelli *et al* (mGI)	Apse *et al*
0	No bleeding when a periodontal probe is passed along the mucosal margin adjacent to the implant	Normal mucosa
1	Isolated bleeding spots visible	Minimal inflammation with colour change and minor edema
2	Blood forms a confluent red line on mucosal margin	Moderate inflammation with redness, edema and glazing
3	Heavy or profuse bleeding	Severe inflammation with redness, edema, ulceration, and spontaneous bleeding without probing

Avaliação da acumulação de placas através de um índice de placa modificado (mP1I)

SCORE	Mombelli *et al* mPI
Score 0	No detection of plaque.
Score 1	Plaque only recognized by running a probe across the smooth marginal surface of the implant. Implants covered by plasma spray in this area always score 1.
Score 2	Plaque can be seen by the naked eye.
Score 3	Abundance of soft matter

Factores Iatrogénicos - Evitáveis ou Não Evitáveis

Embora alguns destes factores, como o acesso restrito para medidas de higiene oral e o contorno excessivo da prótese (ou seja, um ângulo de emergência >30° e um perfil de emergência convexo), possam ser evitáveis, este pode não ser o caso de vários outros eventos adversos que surgem frequentemente durante a terapia com implantes. Um exemplo comum de um fator iatrogénico é o mau posicionamento dos implantes, que pode, por sua vez, impedir a acessibilidade para uma remoção eficaz da placa bacteriana.[72]

As potenciais vantagens incluem a implementação da cirurgia guiada de implantes, que oferece o benefício de assegurar uma limpeza adequada, contribuindo assim para a manutenção da saúde periimplantar.

Outro exemplo está relacionado com as abordagens à regeneração dos defeitos do rebordo alveolar, que alargaram as indicações clínicas para a terapia com implantes e permitiram a colocação de implantes numa posição protética ideal para a função e estética subsequentes. Apesar da elevada eficácia de vários materiais e técnicas para a reconstrução de defeitos do rebordo alveolar, estes procedimentos apresentam a desvantagem de um maior risco de complicações pós-operatórias, tais como deiscência da ferida, exposições do enxerto ou perda do enxerto/implante. [73]

No entanto, foi demonstrado que o preenchimento incompleto de defeitos do tipo deiscência em locais de implantes após enxertos simultâneos e a persistência de defeitos residuais estão associados a um risco acrescido de inflamação da mucosa peri-implantar e subsequente perda óssea progressiva.

Assim, quando se realiza um enxerto simultâneo, deve ter-se o cuidado de otimizar o preenchimento do defeito, diminuindo assim o risco potencial de aparecimento de doenças peri-implantares.

Relevância das dimensões peri-implantares e dos tecidos moles

Nos últimos anos, a aparência e as dimensões dos tecidos moles peri-implantares têm ganho atenção devido à sua relevância para a estética e para a manutenção da saúde dos tecidos peri-implantares.

Estudos sugerem que as condições dos tecidos moles peri-implantares comprometem os resultados biológicos.

Em particular, existem provas substanciais que sugerem que a largura reduzida da mucosa queratinizada (ou seja, menos de 2 mm) está associada a uma maior acumulação de placa, inflamação dos tecidos moles e perda óssea marginal e, subsequentemente, a um maior risco de peri-implantite.

Os procedimentos de enxerto de tecidos moles destinados a aumentar os tecidos queratinizados nos locais dos implantes demonstraram melhorar a saúde e a estabilidade peri-implantar em comparação com os locais de controlo não tratados com implantes.

As modalidades de tratamento bem sucedidas incluem a utilização de um retalho posicionado apicalmente juntamente com enxerto de tecido mole autógeno, que é considerado o padrão de tratamento para estabelecer ou aumentar a largura da mucosa queratinizada.

No entanto, os clínicos devem estar cientes das taxas de retração relativamente elevadas dos enxertos gengivais livres, o que exige uma reavaliação crítica dos resultados do tratamento.

Evidências emergentes também sugerem que a espessura da mucosa pode ser um fator importante para a manutenção da saúde dos tecidos peri-implantares. Em particular, uma espessura vertical da mucosa inferior a 2 mm está correlacionada com uma perda óssea marginal mais pronunciada. Em contraste, o espessamento vertical dos tecidos moles resultou numa redução da perda óssea marginal ao longo do tempo.[74]

Assim, as dimensões vertical e horizontal da mucosa podem ser consideradas como componentes estruturais cruciais para a manutenção da saúde dos tecidos peri-implantares.

- Tratamento da peri-implantite

Embora a mucosite peri-implantar seja uma condição reversível, também é considerada como o precursor da peri-implantite. Por conseguinte, o tratamento não cirúrgico adequado e atempado dos locais afectados pelos implantes é um pré-requisito para a prevenção da peri-implantite. [75]

Se a peri-implantite for diagnosticada numa fase inicial, a terapia não cirúrgica pode ser suficiente para travar a progressão da doença. No entanto, a intervenção cirúrgica é normalmente necessária para o tratamento de lesões avançadas, ou no caso improvável de a terapia não cirúrgica não ser eficaz.

Assim, a saúde dos tecidos peri-implantares tornou-se sinónimo de sucesso do implante e constitui um verdadeiro desafio na implantologia contemporânea.

A microflora oral parece ser um fator determinante para o sucesso ou insucesso de um implante dentário. Assim que a superfície de um implante é exposta à cavidade oral, fica imediatamente coberta por uma camada proteica - a película salivar - e é colonizada por microrganismos orais, formando um biofilme microbiano. O desbridamento da superfície constitui o elemento básico para o tratamento da periodontite e da peri-implantite. No entanto, o desenho em forma de parafuso dos implantes, combinado com várias modificações da superfície do titânio, pode facilitar a acumulação de placa bacteriana, resultando na formação de biofilme bacteriano.

O desbridamento mecânico destas superfícies pode ter um efeito limitado e não resultar certamente na remoção completa de todos os microrganismos aderentes. Por conseguinte, foram propostas terapias peri-implantares adjuvantes, tais como antibióticos, anti-sépticos e tratamentos ultra-sónicos e a laser, para melhorar as opções de tratamento não cirúrgico da mucosite peri-implantar e da peri-implantite. Foram propostos procedimentos regenerativos utilizando um substituto de enxerto ósseo em combinação com uma membrana para tratar defeitos ósseos em casos avançados de peri-implantite. [70]

<u>Desbridamento local</u>

O implante deve ser limpo com instrumentos mais macios do que o titânio, como o polimento com uma taça de borracha e pasta, fio dentário, escovas interdentárias ou utilizando instrumentos de raspagem de plástico. Foi demonstrado que estes não tornam a superfície do implante áspera, ao contrário dos raspadores metálicos e ultra-sónicos. Apesar de os danos na superfície do implante poderem ser quase evitados com a utilização de scalers ultra-sónicos com uma ponta não metálica ou curetas de resina/fibra de carbono, a presença de roscas e/ou a rugosidade da superfície do implante podem comprometer o acesso para limpeza. [76]

O estudo de Karring *et al.* demonstrou que o desbridamento submucoso por si só, realizado através da utilização de um dispositivo ultrassónico ou de curetas de fibra de carbono, não é suficiente para a descontaminação das superfícies dos implantes com bolsas peri-implantares ≥5 mm e roscas de implante expostas. Assim, parece razoável sugerir que o desbridamento mecânico ou ultrassónico por si só pode não ser uma modalidade adequada para a resolução da peri-implantite. [77]

<u>Descontaminação da superfície do implante</u>

Foram comparados quatro métodos de descontaminação da superfície de implantes num modelo de macaco: (1) técnica de abrasão com pó de ar seguida de aplicação de ácido cítrico, (2) técnica de abrasão com pó de ar, (3) gaze embebida em soro fisiológico seguida de aplicação de ácido cítrico e (4) gaze embebida alternadamente em clorexidina a 0,1% e soro fisiológico. [76] A descontaminação de implantes afectados com superfícies de titânio pulverizadas com plasma ou jactadas com areia/gravadas com ácido pode ser conseguida de forma mais fácil e eficaz através da aplicação de gaze embebida alternadamente em clorexidina e solução salina.

A terapia fotodinâmica é um método não invasivo que pode ser utilizado para reduzir os microrganismos na peri-implantite. A clorhexidina a 2% ou o peróxido de hidrogénio a 3% podem ser utilizados como anti-sépticos tópicos. A descontaminação de implantes afectados com superfícies de titânio pulverizadas com plasma ou jactadas com areia/acidificadas pode ser conseguida de forma mais fácil e eficaz através da aplicação de gaze embebida alternadamente em clorexidina e soro fisiológico.

O tratamento não cirúrgico de lesões de peri-implantite utilizando um laser dopado com érbio: ítrio, alumínio e granada (Er:YAG) mostrou contagens mais baixas de F. nucleatum 1 mês após a terapia. De acordo com Schwarz *et al.,* o laser Er:YAG e a combinação de desbridamento mecânico/clorexidina são igualmente eficazes, 6 meses após a terapia, na melhoria significativa da profundidade da bolsa de sondagem peri-implantar e do nível de fixação clínica, mas a utilização do laser Er:YAG proporciona uma redução significativamente maior da hemorragia à sondagem, em comparação com a aplicação adjuvante de clorexidina.

Foi ainda sugerido que um único curso de tratamento com o laser Er:YAG pode não ser adequado para alcançar uma terapia estável da peri-implantite e que podem ser necessárias medidas terapêuticas adicionais, tais como a utilização suplementar do laser Er:YAG e/ou procedimentos regenerativos ósseos subsequentes.

<u>Desinfeção/descontaminação da superfície dos implantes</u>

O tratamento da infeção peri-implantar através de desbridamento mecânico com curetas de plástico combinado com terapia anti-séptica (clorexidina a 0,2%) pode levar a melhorias significativas na hemorragia à sondagem, na profundidade da bolsa de sondagem peri-implantar e no nível de fixação clínica aos 6 meses, em comparação com a linha de base.

A aplicação local de antibióticos através da inserção de fibras de tetraciclina durante 10 dias pode proporcionar uma dose elevada e sustentada do agente antimicrobiano precisamente no local afetado durante vários dias. A utilização de microesferas de minociclina como adjuvante da terapia mecânica é benéfica no tratamento de lesões peri-implantares, mas o tratamento pode ter de ser repetido. [78]

Se a peri-implantite estiver associada a doença periodontal persistente, então ambas as condições devem ser tratadas. Neste caso, pode ser considerada a utilização adjuvante de antibióticos sistémicos.

TERAPIA CIRÚRGICA DA PERI-IMPLANTITE

A peri-implantite é uma condição patológica associada à placa bacteriana que ocorre nos tecidos à volta dos implantes dentários. Caracteriza-se por uma inflamação na mucosa peri-implantar e a subsequente perda progressiva de osso de suporte. [72] A peri-implantite ocorre nos primeiros anos de funcionamento do implante e, na ausência de tratamento, a doença progride num padrão não linear e acelerado. [79,80] De acordo com o relatório de consenso do Workshop Mundial sobre a Classificação das Doenças e Condições Periodontais e Peri-implantares (2017), as estratégias de tratamento anti-infecioso da peri-implantite diminuem com sucesso a inflamação dos tecidos moles e suprimem a progressão da doença. Estudos sobre o tratamento da peri-implantite revelaram que a terapia não cirúrgica por si só tem uma eficácia limitada na gestão da maioria dos casos de peri-implantite. Isto parece dever-se provavelmente ao acesso limitado à superfície do implante, o que torna difícil limpar eficazmente a superfície do implante contaminada e (ao contrário da pele ou da mucosa) que não descama. Por conseguinte, são frequentemente necessárias intervenções cirúrgicas. As intervenções não cirúrgicas consistem em enxaguamento e irrigação antimicrobianos, antibióticos locais, desbridamento ultrassónico, desbridamento mecânico com dispositivos abrasivos a ar e terapia laser. O tratamento cirúrgico inclui a elevação de toda a espessura do colo para acesso, seguida de desgranulação, desbridamento da superfície por laser ou instrumentos mecânicos, descontaminação da superfície com laser ou antimicrobianos e aumento ósseo. A descontaminação ou desinfeção da superfície dos implantes continua a ser um desafio, especialmente no caso de implantes com superfícies rugosas. Relativamente a algumas modalidades de tratamento, a recorrência da peri-implantite parece ser elevada (até 100%) após 1 ou mais anos de tratamento, podendo ser necessário um novo tratamento. O acesso cirúrgico parece ser necessário para travar a perda óssea peri-implantar. O tratamento cirúrgico pode resultar em recessão gengival e comprometimento da estética. Em locais com elevadas exigências estéticas, o tratamento definitivo da peri-implantite pode incluir a remoção do implante, o enxerto do local e a colocação de outro implante.

LASERS NO TRATAMENTO DA PERI-IMPLANTITE

A base biológica da regeneração óssea peri-implantar, da re-osseointegração e da reversão da peri-implantite utilizando a terapia laser está a ser elucidada. A análise do fluido crevicular de pacientes e de osteoblastos em cultura celular tratados com terapia laser demonstra um aumento dos níveis de citocinas associadas à regeneração dos tecidos, incluindo o fator de crescimento derivado das plaquetas (PDGF), o fator de crescimento básico dos fibroblastos (bFGF), o fator de crescimento semelhante à insulina 1 (IGF-1) e a proteína morfogénica óssea (BMP-2). Estes factores de crescimento e diferenciação estão associados à cicatrização e regeneração dos tecidos. Por outro lado, as citocinas pró-inflamatórias associadas à inflamação e à destruição dos tecidos, como a interleucina-1-β, o fator de necrose tumoral (TNF)-α e as metaloproteinases, diminuíram. A combinação de um aumento dos factores de crescimento e de diferenciação associados à reparação e de uma diminuição das citocinas pró-inflamatórias sugere que os mediadores biológicos induzidos pelos lasers têm um perfil que incentiva a reparação e a regeneração dos tecidos. Embora estes estudos forneçam pistas iniciais para uma possível base biológica, é necessária mais investigação.

TERAPIA LASER DE BAIXA INTENSIDADE (LLLT)

O termo terapia laser de baixa intensidade refere-se à aplicação terapêutica de luz nos tecidos com o objetivo de reduzir a dor ou estimular a cicatrização. Os comprimentos de onda da luz utilizada na LLLT situam-se na gama do vermelho ao infravermelho próximo (600-1070 nm). É designado por "baixo nível" porque a densidade da energia da luz é baixa em comparação com outros lasers, que são utilizados para ablação, corte e aquecimento térmico de tecidos. Pensa-se que a LLLT promove a cicatrização de feridas reduzindo a inflamação, aumentando a formação de tecido de granulação, melhorando a epitelização, a proliferação de fibroblastos e a síntese de matriz, bem como a neovascularização.

TERAPIA DE APOIO INTERCEPTIVA CUMULATIVA

Mombelli e Lang propuseram a terapia de suporte interceptiva cumulativa (CIST) como uma diretriz para o tratamento de implantes afectados por doença peri-implantar. Nesta terapia, o tratamento é classificado em classes A a D, de acordo com o grau de progressão da doença peri-implantar. A classificação baseia-se na profundidade das bolsas peri-implantares com ou sem hemorragia à sondagem (BOP) e na extensão da reabsorção óssea, sendo o tratamento especificado para cada classe. Os pormenores são os seguintes:

(1) As lesões com deposição de placa bacteriana e cálculo dentário no implante, positivas para BOP, sem descarga de pus e com uma profundidade de bolsa à sondagem (PPD) inferior a 4 mm são classificadas como nível A e tratadas com desbridamento mecânico.

(2) As lesões positivas para BOP e com PPD de 4 a menos de 5 mm são classificadas como nível B e tratadas com desbridamento mecânico e um desinfetante. Mais especificamente, será prescrita uma solução de gluconato de clorexidina a 0,1-0,2% como desinfetante bucal ou será aplicado um gel do agente a 0,2% na lesão.

(3) As lesões positivas para BOP e com PPD de 5 mm ou mais e reabsorção óssea de 2 mm ou menos na radiografia são classificadas como nível C e tratadas com antibióticos sistémicos ou locais, para além dos procedimentos utilizados para as lesões de nível B.

(4) As lesões positivas para BOP e com PPD igual ou superior a 5 mm e reabsorção óssea igual ou superior a 2 mm na radiografia são classificadas como nível D e tratadas com o mesmo regime utilizado para as lesões de nível C até à resolução da inflamação, seguida de ressecção ou terapia de regeneração.

A terapia de suporte interceptiva cumulativa (CIST) é atualmente utilizada como uma diretriz para o tratamento de doenças peri-implantares.

O protocolo de terapia de suporte intercetivo cumulativo (CIST), introduzido por Lang *et al,* oferece um possível conceito terapêutico para o tratamento da inflamação peri-implantar.

De acordo com este protocolo, a redução da inflamação peri-implantar e, idealmente, a regeneração do tecido peri-implantar é o objetivo terapêutico central.

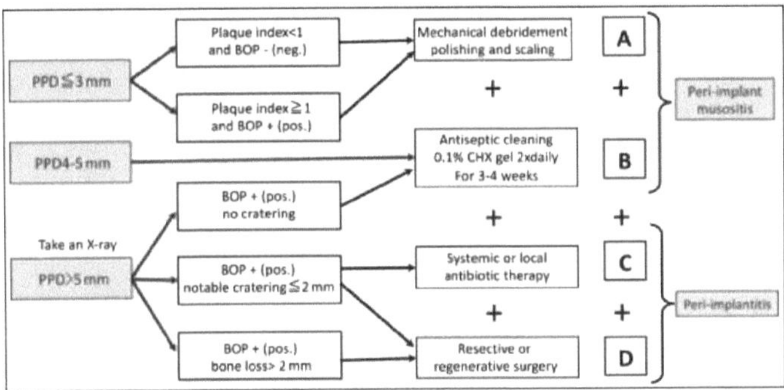

Visão geral do diagnóstico e das opções de tratamento para doenças peri-implantares, dependendo do grau de gravidade, como uma modificação do protocolo de terapia de suporte interceptiva cumulativa de Lang et al. PD indica a profundidade de sondagem; BOP, hemorragia à sondagem.

Escovas de titânio:

O principal objetivo no tratamento da peri-implantite é remover o biofilme da superfície do implante, de modo a permitir uma cicatrização adequada. Este objetivo torna-se um verdadeiro desafio com as superfícies moderadamente rugosas utilizadas nos implantes dentários actuais, que não só tendem a acumular mais biofilme, como também tornam mais difícil a sua remoção com os métodos mecânicos e químicos actuais.

O advento de novos instrumentos de desbridamento pode melhorar as nossas actuais abordagens de descontaminação da superfície do implante (Claffey *et al.* 2008). Foi recentemente comercializada uma nova escova de titânio feita de cerdas de titânio com um eixo de aço inoxidável para o desbridamento aberto de superfícies de titânio durante o tratamento cirúrgico da peri-implantite.

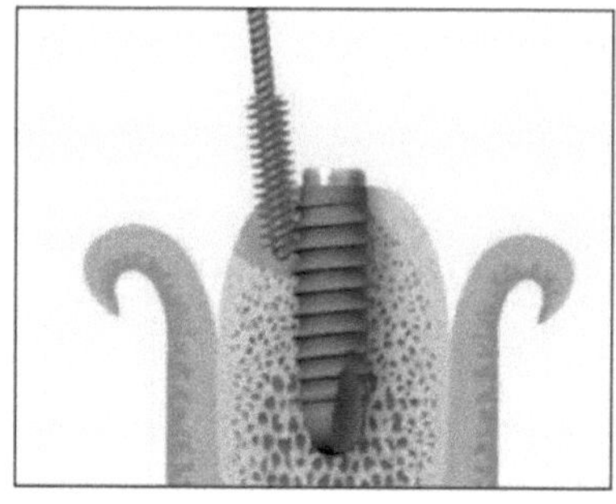

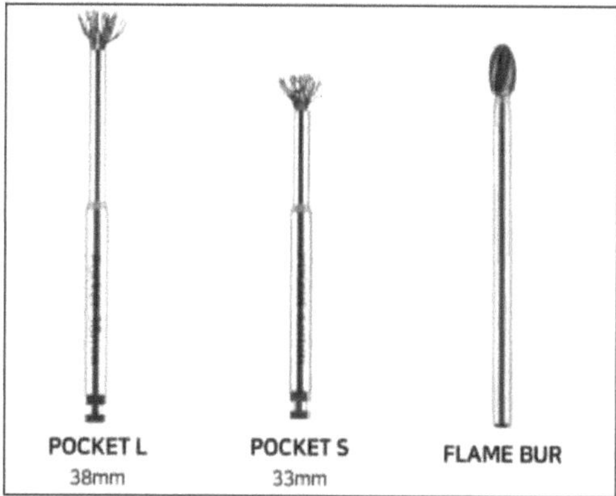

<u>Implantoplastia:</u>

A implantoplastia, ou seja, a modificação mecânica do implante, incluindo a remoção de roscas e o alisamento da superfície, tem sido proposta durante o tratamento cirúrgico da peri-implantite. A implantoplastia inclui a remoção dos enrolamentos e da superfície rugosa do implante contaminado e um polimento subsequente. Além disso, pode ser necessário um recontorno ósseo para permitir uma anatomia pós-cirúrgica que facilite o acesso a medidas de higiene oral. A implantoplastia é efectuada nos aspectos do implante em que, devido à anatomia do defeito, apenas se pode esperar um potencial limitado de regeneração óssea e/ou reosseointegração após a cicatrização, ou seja, nos aspectos supra-ósseos ou de deiscência do implante. Alguns estudos clínicos relataram resultados clínicos e radiográficos bem sucedidos após o tratamento cirúrgico da peri-implantite combinado com a implantoplastia. [165]

No entanto, a perfuração do corpo do implante, a destruição da ligação implante-pilar, o sobreaquecimento do implante durante a retificação, causando danos térmicos no osso circundante, ou a indução de manchas na mucosa e/ou o aumento do risco de reacções inflamatórias tardias devido à deposição de partículas de titânio, geradas pelo procedimento de retificação, parecem ser preocupações razoáveis. Além disso, a redução da massa do implante (diâmetro do implante) no seu aspeto coronal, ocasionalmente envolvendo também o colar do implante, pode comprometer a resistência do implante e levar a um aumento da taxa de complicações mecânicas tardias, por exemplo, deformação do colar do implante, afrouxamento da supraestrutura, fratura do parafuso de fixação e fratura do implante; isto pode, por sua vez, levar a complicações biológicas peri-implantares recorrentes.

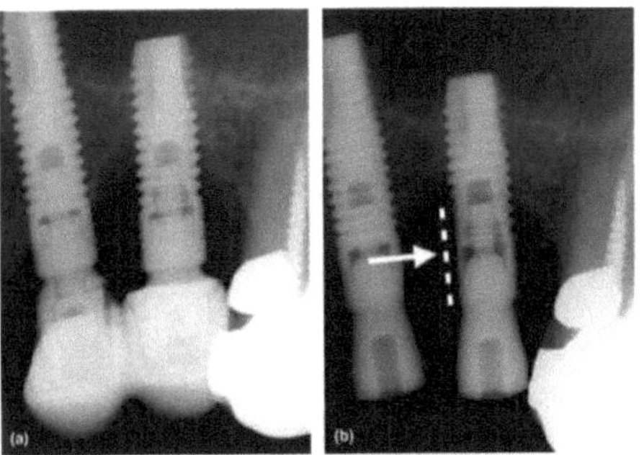

Caso clínico que ilustra o facto de a implantoplastia resultar frequentemente numa redução significativa da espessura da parede do implante, envolvendo ocasionalmente também o colo (seta e linha brancas)

A deiscência é a abertura dos bordos da ferida cirúrgica, expondo parte ou a totalidade da cabeça do implante e/ou os tecidos ósseos circundantes.

A deiscência de tecidos moles em torno de implantes dentários tem sido frequentemente observada e pode levar a uma má higiene oral, especialmente em torno de coroas que exibem contornos com convexidade proeminente. Esta condição é mais frequentemente observada em incisivos e caninos e raramente nos molares (exceto na raiz mesio-bucal dos primeiros molares superiores). [81]

A deiscência de tecido mole peri-implantar pode ser definida como um deslocamento apical da margem de tecido mole da coroa suportada por implantes em relação ao dente natural homólogo, com ou sem exposição da parte metálica do implante.

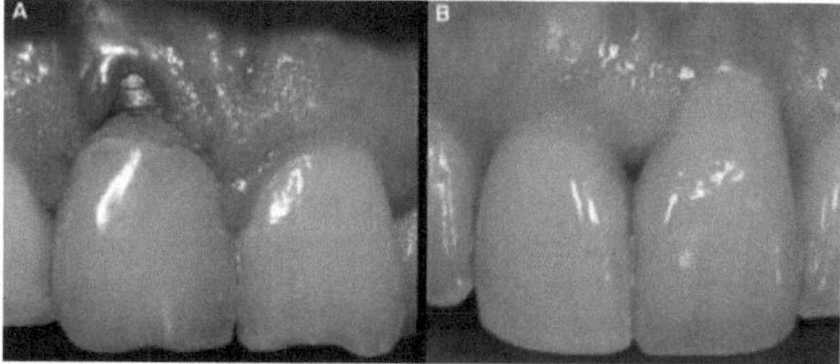

Deiscência de tecido mole peri-implantar: deslocamento apical da margem de tecido mole da coroa implanto-suportada em relação ao dente natural homólogo. Com (A) e sem (B) exposição da parte metálica do implante.

Etiologicamente, a deiscência do retalho pode resultar de uma série de factores causais:

- Uma mucosa muito fina;

- Não assegurar o encerramento primário das margens do retalho, que não será capaz de contrariar o stress mecânico intramural devido à interação músculo/osso;

- Presença de grandes edemas ou hematomas;

- Tensão insuficiente ou excessiva na sutura, causando necrose dos tecidos moles devido à diminuição do fornecimento de sangue;

- Movimentos funcionais, como a mastigação, a fonação ou a deglutição;

- Cirurgia protética prévia ou radioterapia que afecte a vascularização do retalho;

- Trauma súbito de segmentos edêntulos pela dentição oposta;

- Utilização prematura de uma prótese removível;

- Aperto incompleto do parafuso de cobertura, frequentemente devido à presença de resíduos de sangue no interior do implante;

- Detritos ósseos produzidos durante a osteotomia ou a inserção de implantes e presos sob o periósteo;

- O consumo de cigarros e os efeitos locais da nicotina (presença de substâncias citotóxicas e vasoactivas), bem como os seus efeitos sistémicos (alteração dos granulócitos e das células T, diminuição da produção de anticorpos e de substâncias vasomotoras).

Categorias de abertura de feridas clínicas [166]

Classe 0: A mucosa que cobre o implante está intacta

Classe 1: Observa-se uma rutura na mucosa que cobre o implante. A comunicação oral do implante pode ser detectada com uma sonda periodontal, mas a superfície do implante não pode ser observada sem interferir mecanicamente com a mucosa

Classe 2: A mucosa acima do parafuso de cobertura é fenestrada; o parafuso de cobertura é visível. Os bordos da perfuração não atingem nem se sobrepõem aos bordos do parafuso de cobertura

Classe 3: O parafuso de cobertura é visível. Em algumas zonas do parafuso de cobertura, os bordos da abertura de perfuração sobrepõem-se aos bordos do parafuso de cobertura

Classe 4: O parafuso de cobertura está completamente exposto. Quando foi detectada ou observada exposição (Classes 1 a 4), o doente foi instruído para limpar o local exposto, esfregando suavemente a mucosa com gaze embebida em solução de clorexidina a 0,2% duas vezes por dia.

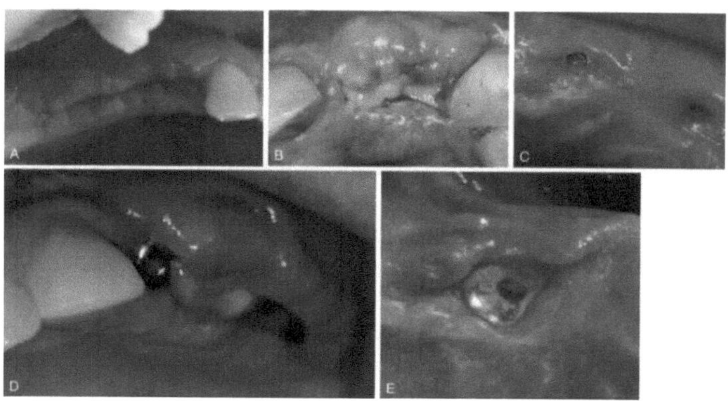

<u>Técnica cirúrgica para correção de deiscências</u>

I* Retalho coronalmente avançado, com ou sem (retalho coronalmente avançado em envelope) incisões verticais de libertação com enxerto de tecido conjuntivo.

As técnicas mais frequentemente descritas na literatura são as que combinam um retalho avançado coronalmente com ou sem incisões verticais de libertação e um enxerto de tecido conjuntivo colhido através de diferentes métodos.

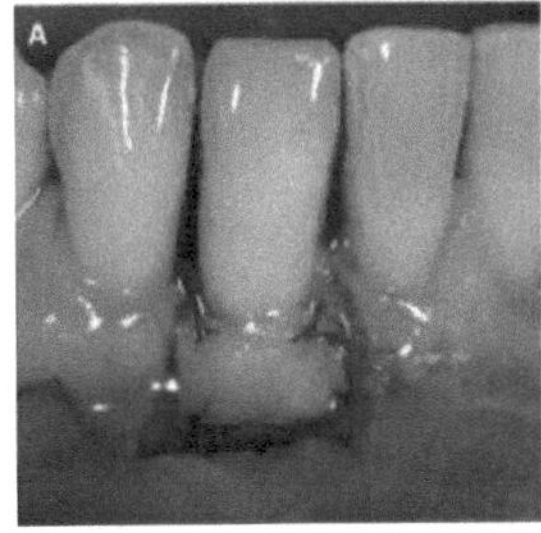
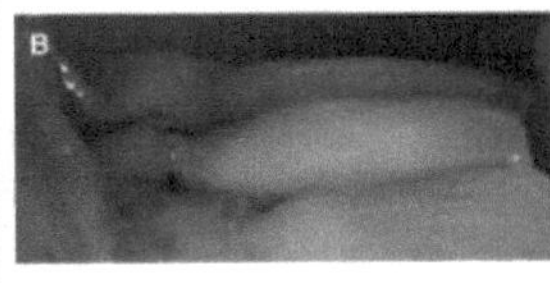

Procedimento cirúrgico: retalho avançado coronalmente com enxerto de tecido conjuntivo. (A) O retalho avançado coronalmente é elevado e o enxerto de tecido conjuntivo é suturado na base das papilas desepitelizadas para cobrir a superfície do implante. (B) Vista lateral mostrando uma boa adaptação do enxerto de tecido conjuntivo na superfície do implante para compensar o defeito do tecido mole. O retalho é avançado e suturado coronalmente. A aplicação de CTG sob CAF resultou numa CRC previsível quando a CAL interdentária era ≤ 3 mm. [167]

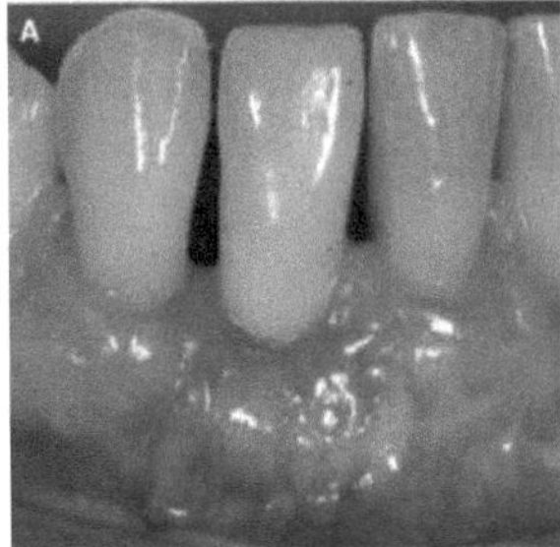
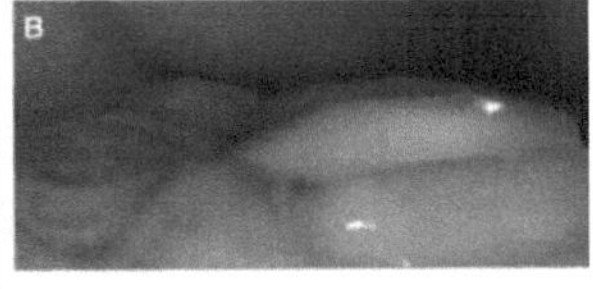

Seguimento de dois anos. (A) Vista frontal. (B) Vista lateral

II· Técnicas de retalho em envelope/bolsa/túnel com enxerto de tecido conjuntivo ou matriz de colagénio

O defeito dos tecidos moles é tratado com um enxerto de tecido conjuntivo colocado por baixo do tecido peri-implantar bucal, utilizando uma incisão de acesso ao frénulo e um retalho de tunelização supra-periosteal movido coronalmente.

Os defeitos de tecido mole foram aumentados com um enxerto de tecido conjuntivo que foi colocado por baixo do tecido peri-implantar bucal utilizando uma incisão de acesso ao frénulo e uma abordagem de tunelização supra-periosteal (técnica modificada de acesso ao túnel supra-periosteal por incisão vestibular (VISTA)). Esta nova técnica resultou num aumento da altura e largura do tecido, sugerindo a sua potencial utilização em restaurações suportadas por implantes. [82]

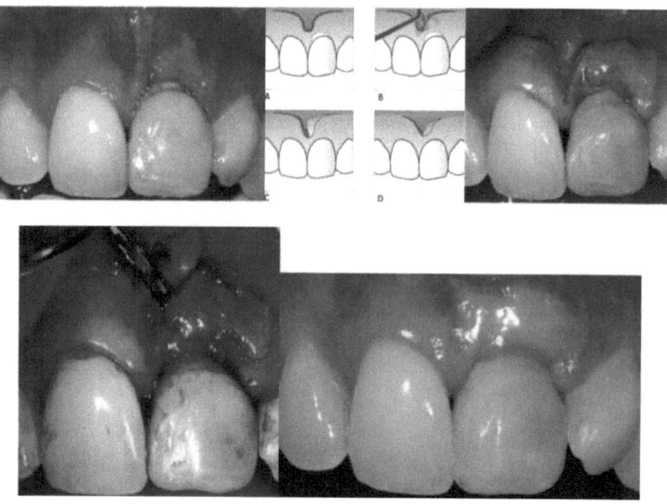

III· Técnicas submersas com ou sem enxerto de tecido conjuntivo.

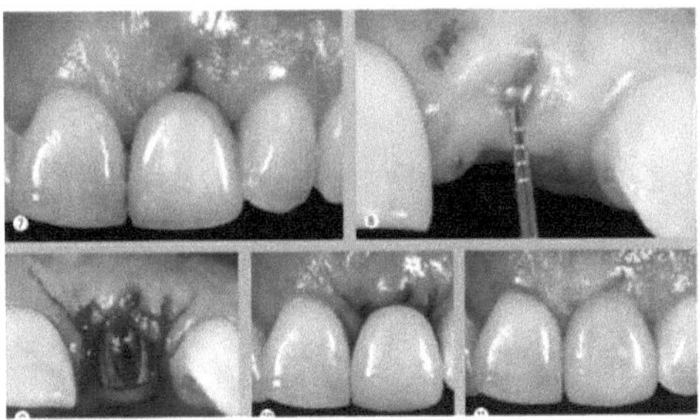

Os tecidos moles podem ser aumentados verticalmente com sucesso utilizando enxerto de tecido conjuntivo do palato. Utilizando enxerto de tecido conjuntivo do palato em simultâneo com a colocação de implantes dentários num procedimento de duas fases, o aumento vertical dos tecidos moles resultou num aumento estatisticamente significativo da altura dos tecidos moles peri-implantares, medido durante a segunda fase do procedimento. Os tecidos peri-implantares espessos permitem a formação da largura biológica, minimizando a reabsorção do osso da crista. A técnica da cúpula suporta o mesmo princípio - técnica cirúrgica para melhorar as margens do tecido mole e os perfis de emergência à volta dos implantes colocados na zona estética, utilizando enxerto de tecido conjuntivo do palato. O enxerto de tecido conjuntivo do palato pode ser utilizado com êxito para o aumento vertical do tecido mole em simultâneo com a colocação de implantes dentários submersos. [168]

IV· Retalho avançado coronalmente com matriz dérmica acelular.

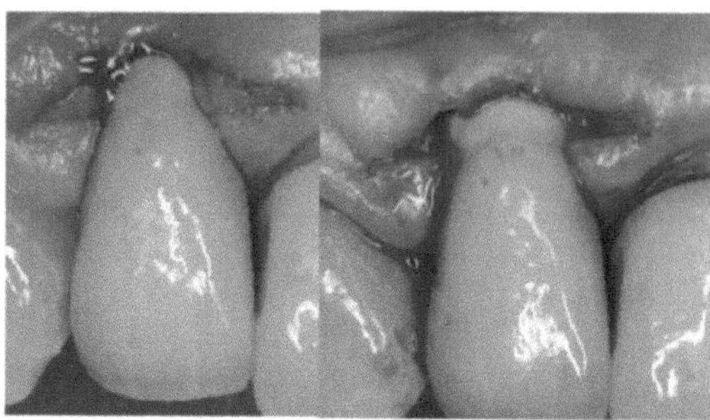

O uso de matriz dérmica acelular (ADM) foi relatado para aumentar a largura da gengiva queratinizada ao redor dos dentes e implantes, mas com uma quantidade menor alcançável pelo enxerto gengival autógeno. Foi postulado que a RC é cumprida em duas fases de ligação de tecidos e ligações rasteiras. Embora a inserção rasteira não tenha um papel na posição do MGJ, pode afetar a quantidade de gengiva queratinizada. A ADM por si só pode induzir a proliferação celular e alterações celulares ultra-estruturais. Este facto tem sido atribuído à existência de elementos extracelulares neste material. Este facto pode levar a um efeito de mascaramento do ADM no EMD devido ao seu maior papel indutor. [169]

V· Regeneração óssea guiada[83] Prevenção e gestão

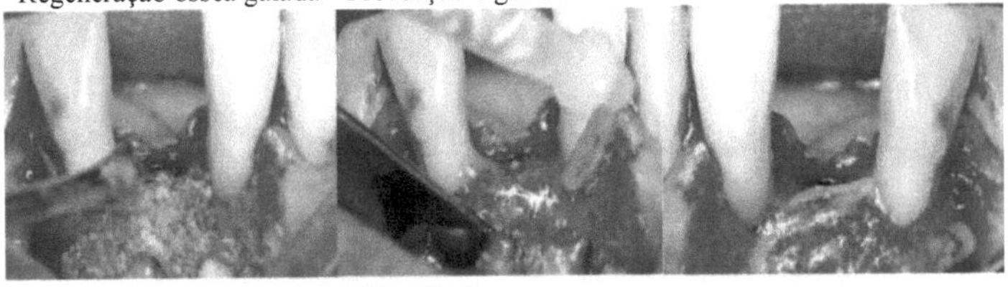

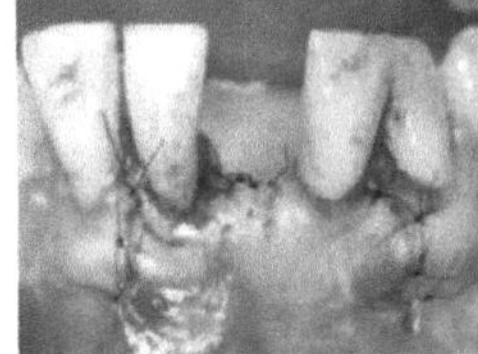
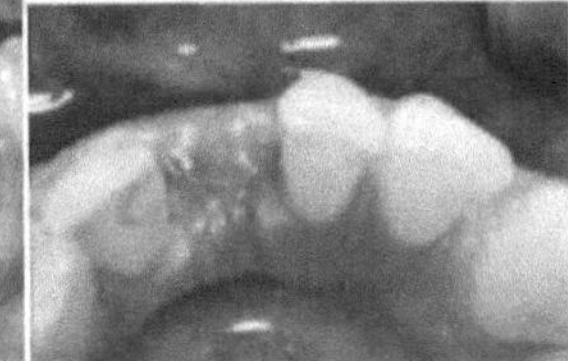

<u>Design da aba</u>

O retalho ideal deve ser suficientemente grande, com incisões mesiais e/ou distais, de espessura total para preservar o periósteo, e de forma trapezoidal. Estes critérios são necessários para o fornecimento vascular adequado ao retalho. Quando o procedimento de enxerto sinusal é realizado por si só, a obtenção de um fecho primário sem tensão não é normalmente difícil; no entanto, quando um procedimento de aumento do rebordo é realizado em simultâneo, a camada de periósteo do retalho deve ser libertada antes do fecho da linha de incisão.

<u>Técnica de sutura</u>

Deve evitar-se o aumento da tensão das suturas, uma vez que pode provocar um efeito de torniquete e atrasar a cicatrização. Nalguns casos, as suturas demasiado apertadas podem mesmo rasgar o retalho mucoperiosteal, expondo o osso e o enxerto subjacentes.

<u>Provisionalização</u>

As próteses removíveis não devem ser usadas durante 2 semanas. Durante o resto do período de cicatrização, podem ser usadas, mas apenas após o ajuste dos flanges vestibulares.

<u>Fumar</u>

Os fumadores devem abster-se de fumar 10 dias antes da cirurgia e 2 semanas depois, porque o tabaco aumenta a incidência de complicações pós-operatórias. [84]

<u>Técnica de escovagem suave:</u>

O conceito da técnica de escovagem suave consiste em perturbar suavemente a organização das fibras de colagénio do periósteo fibroso para que possam ser deslocadas apicalmente para fora do osso, expondo as raízes e o osso.

A técnica: A escovagem é efectuada após a elevação de um retalho de espessura total. A escovagem só pode ser utilizada após a elevação de um retalho de espessura total. O retalho deve ser o mais profundo possível. Puxar o retalho para cima e para baixo com uma pinça e começar a escovagem com o tamanho pequeno (regular ou angulado para uma área posterior). O movimento é muito preciso. A escova é aplicada contra o periósteo e é utilizado um movimento circular para deslocar as fibras.

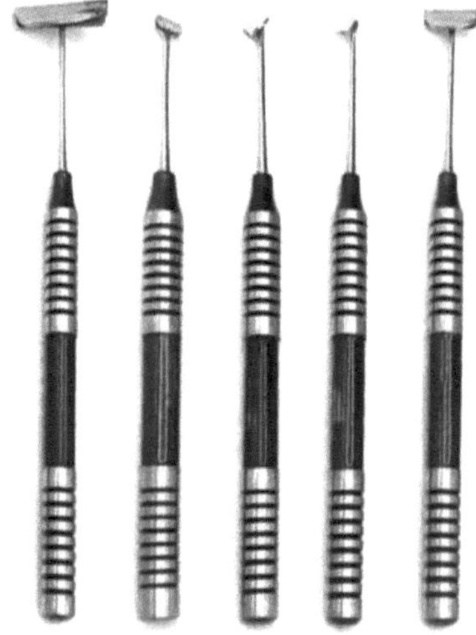

<u>PASS Principal</u>: [170]

Os 4 princípios principais subjacentes a uma ROG bem sucedida: encerramento primário da ferida, angiogénese, criação/manutenção de espaço e estabilidade do coágulo sanguíneo inicial e da fixação do implante (PASS).

• Fecho primário - Os dois métodos básicos de cicatrização de feridas são designados por cicatrização por intenção primária e por intenção secundária, respetivamente. Na cicatrização por intenção primária, os bordos de uma ferida são colocados juntos praticamente na mesma posição em que se encontravam antes da lesão. A cicatrização por intenção secundária descreve a cicatrização que ocorre quando os bordos da ferida não podem ser aproximados, resultando numa ferida de cicatrização mais lenta, que requer mais remodelação do colagénio e que tem maior probabilidade de resultar na formação de cicatrizes. O encerramento primário da ferida é um princípio cirúrgico fundamental para a ROG, uma vez que cria um ambiente que não é perturbado/alterado por um insulto bacteriano ou mecânico externo. O encerramento passivo dos bordos da ferida permite que esta cicatrize com menos reepitelização, formação e remodelação de colagénio, contração da ferida e remodelação geral dos tecidos. Além disso, o desconforto pós-operatório pode ser reduzido em resultado da menor exposição do tecido conjuntivo subjacente. Algumas técnicas que têm sido defendidas num esforço para obter um encerramento primário da ferida sem tensão incluem um retalho rotacional vestibular, um retalho deslizante palatino posicionado coronalmente, um retalho rotacional palatino dividido e, mais recentemente, um retalho palatino avançado. Por conseguinte, o desenho correto do retalho, a aproximação do retalho sem tensão e os cuidados pós-operatórios com o local da ferida são fundamentais para alcançar e manter o encerramento primário. Os retalhos devem ser cuidadosamente concebidos e executados para assegurar o encerramento passivo sem tensão nas margens da ferida. As membranas de colagénio, com a sua função quimiotáctica, podem facilitar a cobertura primária da ferida, mesmo após a exposição da membrana.

• Angiogénese - A superfície do implante fornece uma plataforma na qual se pode formar um coágulo sanguíneo inicial. A adição de materiais de enxerto ósseo e membranas, de acordo com os princípios da ROG, serve para criar espaço e mediar a osteogénese através da potencial libertação de proteínas morfogenéticas ósseas. Após a colocação do implante, as primeiras 24 horas são caracterizadas pela formação de um coágulo sanguíneo à volta do implante e no espaço criado pelas membranas e pelo material de enxerto ósseo. O coágulo sanguíneo inicial é removido por neutrófilos e macrófagos, e a formação inicial de tecido de granulação começa nos dias e semanas seguintes. O tecido de granulação é rico em vasos sanguíneos, e são estes vasos que são fundamentais para a formação de osteoide e subsequente mineralização em osso tecido. O tecido ósseo primariamente depositado será convertido em osso lamelar maduro por remodelação secundária. O conceito de um fenómeno de aceleração regional foi introduzido há várias décadas. Melcher e Dryer também enfatizaram a importância do coágulo sanguíneo na cicatrização de defeitos ósseos. Existem várias vantagens potenciais da decorticação. A comunicação com os espaços da medula óssea pode melhorar a revascularização. Perfurações maiores têm sido associadas a um tempo mais curto para obter preenchimento ósseo, mas sem quaisquer diferenças na quantidade total de osso novo formado. Misch defendeu a utilização da decorticação vestibular e lingual para melhorar a cicatrização óssea 2-10 vezes mais do que o normal.

- Criação/manutenção de espaço - Proporcionar um espaço adequado para a regeneração óssea é um princípio fundamental da ROG. É necessário espaço para assegurar a proliferação de células formadoras de osso, excluindo simultaneamente as células epiteliais e do tecido conjuntivo indesejadas. Pode concluir-se que, partindo do princípio de que a distância crítica de salto não foi excedida, o espaço formado entre o alvéolo de extração e o suporte do implante proporciona um ambiente ideal para a estabilização do coágulo e subsequente osteogénese. As membranas reforçadas permitem a manutenção do espaço, evitando o colapso da membrana que pode ocorrer devido à pressão dos tecidos sobrejacentes. Uma malha de titânio incorporada na membrana também melhora a resistência da membrana e permite a adaptação à forma do defeito ósseo. Quando é necessário um volume significativo de osso para a colocação do implante, a utilização de membranas reforçadas ou de enxertos ósseos adicionais é mais benéfica. Quando são necessárias quantidades mais elevadas de regeneração óssea, a criação de espaço com uma membrana de barreira é fundamental. As membranas absorvíveis têm várias propriedades benéficas. No entanto, um dos principais desafios da utilização de uma membrana absorvível isolada é o colapso da membrana, que pode ser causado pela pressão dos tecidos moles sobrejacentes. Foram desenvolvidas várias técnicas para ultrapassar este desafio. A utilização de retalhos avançados coronalmente, a colocação de materiais de enxerto ósseo por baixo da membrana ou a utilização de outros métodos de suporte mecânico, como parafusos, pinos ou estruturas internas da membrana, foram todos avaliados com resultados positivos.

- Estabilidade - O papel de uma membrana de barreira é duplo. Para além de excluir células indesejadas, também actua para estabilizar o coágulo sanguíneo. A importância da adesão inicial do coágulo e da estabilização da ferida é crítica na cicatrização da ferida. Quando a formação inicial do coágulo sanguíneo e a estabilidade da ferida, bem como a estabilidade inicial do implante, são alcançadas, ocorre uma sequência previsível de cicatrização da ferida. Esta sequência assegurará uma formação óssea previsível. O coágulo sanguíneo inicial é uma fonte rica em citocinas (por exemplo, interleucina-1, interleucina-8, fator de necrose tumoral), factores de crescimento (por exemplo, fator de crescimento derivado de plaquetas, fator de crescimento semelhante à insulina, fator de crescimento de fibroblastos) e moléculas de sinalização que recrutam células de limpeza para o local da ferida. O fator de crescimento derivado das plaquetas, em particular, é um potente mitogénio e quimioatractor para neutrófilos e monócitos. O coágulo de sangue serve como precursor do tecido de granulação inicial altamente vascularizado. O tecido de granulação é então o local da formação e remodelação óssea intramembranosa inicial. Para além da estabilização do coágulo, a estabilidade primária da fixação do implante é fundamental para uma regeneração bem sucedida e para a sobrevivência do implante a longo prazo. A falta de estabilidade primária conduz a micromovimentos na interface entre o osso e o implante, o que leva ao encapsulamento fibroso do implante. A análise da frequência de ressonância é um novo método que pode ser utilizado para avaliar a estabilidade do implante. Nesta técnica, um transdutor é ligado ao suporte do implante e excitado ao longo de um intervalo de frequência definido. Existem 2 factores que determinam a medição da frequência de ressonância resultante: o grau de estabilidade na interface implante-osso e o nível do osso que rodeia o transdutor.

Seio maxilar

Anatomia do seio maxilar

O seio maxilar é o maior de todos os seios para-nasais. O seio maxilar no adulto consiste numa cavidade de forma piramidal no crânio facial, com a sua base na parede nasal lateral e o seu ápice estendendo-se até ao processo zigomático da maxila (McGowan *et al.* 1993). O seio é revestido internamente por uma fina mucosa de epitélio respiratório "ciliado" que é contínua com a do nariz (Ritter & Lee 1978; McGowan *et al.* 1993). A mucosa antral normal, no entanto, é mais fina (aproximadamente 1 mm de espessura) e menos vascularizada do que a mucosa nasal. O epitélio respiratório ciliado tem uma função de transporte de fluidos como o pus e o muco em direção ao óstio interno (Stamberger 1986). Este óstio está situado no lado craniano e liga o seio maxilar ao meato médio da cavidade nasal (May *et al.* 1990).

Na sua fase embriológica, o epitélio deriva da extremidade craniana do meato médio da cavidade nasal. O epitélio do seio desce durante a 12ª semana para baixo, para a frente e para trás. Até à erupção dos dentes permanentes, o seu tamanho é insignificante. A sua pneumatização parece completar-se no final do crescimento, atingindo aproximadamente 12-15 cm na adolescência (Chanavaz 1990; McGowan *et al.* 1993). As dimensões médias do seio maxilar do adulto são 25-35 mm (largura), 36-45 mm (altura) e 38-45 mm (comprimento) (Eckert-Mobius 1954). As raízes dos dentes maxilares frequentemente causam convoluções no assoalho do seio.

Na fase edêntula da vida, o tamanho do seio maxilar vai aumentar ainda mais, muitas vezes preenchendo grande parte do processo alveolar, deixando por vezes apenas uma parede óssea fina como papel nas faces laterais e oclusais. Este processo de pneumatização do seio varia muito de pessoa para pessoa e mesmo de lado para lado. O suprimento sanguíneo do seio maxilar provém da artéria infra-orbital, da artéria palatina maior e da artéria alveolar superior posterior. De acordo com Solar *et al.*, normalmente podem ser encontradas várias anastomoses da artéria alveolar superior posterior e da artéria infra-orbital no interior da parede antral lateral óssea, que também fornece a membrana Schneideriana, bem como os tecidos vestibulares epiperiosteais. O revestimento da cavidade do seio maxilar é chamado de membrana Schneideriana [85]. A integridade da membrana é de extrema importância para a realização de procedimentos de aumento do seio maxilar e para evitar potenciais complicações [86]. A distância média entre estas anastomoses intra-ósseas e o rebordo alveolar foi de 19 mm. As anastomoses vestibulares epiperiosteais situavam-se a um nível mais cranial (Solar *et al.* 1999).

<u>A parede anterior do seio maxilar</u> estende-se desde o bordo inferior da órbita até ao processo alveolar maxilar. Contém o feixe neurovascular infraorbitário. Corresponde à superfície facial do osso maxilar, com três pontos de referência claramente identificados - a fossa canina, o forame infraorbitário e o sulco infraorbitário. O forame infraorbitário está localizado 5 a 8 mm abaixo do ponto médio da margem inferior da órbita. [87]

<u>A parede posterior</u> se correlaciona com a tuberosidade maxilar, que forma a superfície anterior da fossa pterigopalatina. [88] A parede posterior está em estreita relação com o conteúdo da fossa pterigopalatina, incluindo o gânglio pterigopalatino e vários ramos da artéria, veia e nervo maxilares, o nervo alveolar superior posterior e os vasos sanguíneos e o plexo pterigoide de veias. [89]

<u>O assoalho do seio</u> é formado pelo processo alveolar da maxila. A parede buco-alveolar, juntamente com o terço inferior da parede medial, forma a parede inferior do seio, que tem uma estrutura curva. [90] É frequente observar-se a extensão do pavimento do seio entre dentes adjacentes ou raízes individuais, o que cria elevações na superfície antral, comummente designadas por "colinas". [91] As raízes do molar superior, do pré-molar e, ocasionalmente, das cúspides podem projetar-se para o interior do seio maxilar. É necessário que os clínicos estejam cientes da relação exacta entre as raízes apicais dos dentes maxilares e o pavimento do seio maxilar, uma vez que isso pode ter implicações nos procedimentos cirúrgicos. O assoalho do seio maxilar é separado apenas por uma camada de osso compacto dos ápices dos dentes posteriores. A distância média entre os ápices dentários e o assoalho do seio é de 1,97 mm,[92] e os ápices dos molares estão mais próximos do assoalho do seio do que os pré-molares. Em 2,2% dos casos, os primeiros molares perfuram o assoalho do seio e, em 2% dos casos, os segundos molares. A raiz distobucal do segundo molar é a mais próxima do assoalho do seio maxilar. Os tumores e infecções do seio maxilar e da cavidade oral podem estender-se à fossa pterigopalatina e afetar estas estruturas essenciais.

A parede superior, também conhecida como teto do seio, é formada pelo assoalho da órbita. A artéria infra-orbital (ramo da artéria maxilar) e o nervo (ramo da divisão maxilar do nervo trigémeo) atravessam esta parede e entram no sulco infra-orbital. [89]

A parede medial separa o seio maxilar da cavidade nasal, mas eles se comunicam através do óstio, localizado na parede medial inferior ou no mesmo nível do assoalho da órbita. [89]

A parede lateral forma o aspeto vestibular do seio e contribui para o processo maxilar e zigomático posterior. Esta parede fornece acesso para o procedimento de enxerto do seio da parede lateral. [89]

A drenagem linfática ocorre através do forame infra-orbital e do óstio. O epitélio ciliado transporta o muco para o óstio no lado craniano na parte superior do seio. As duas paredes importantes do seio maxilar para a elevação do assoalho do seio são a parede anterior ou vestibular e a parede interna ou nasal. A parede anterior é geralmente constituída por osso compacto fino, contendo os canais neurovasculares para os dentes anteriores, se presentes. Os dentes posteriores são supridos por ramos neurovasculares provenientes da tuberosidade maxilar. Obviamente, este aspeto anatómico tem repercussões nos pequenos espaços onde está indicada a elevação do seio maxilar. A abordagem cirúrgica apicalmente de dentes vizinhos vitais pode desvitalizá-los. A parede lateral do seio está na face coberta por tecido músculo-periosteal, contendo a artéria e a veia faciais, o sistema linfático e os nervos infra-orbitários. A parede interna tem uma forma retangular e forma o septo ósseo entre o seio nasal e o seio maxilar. A parte inferior desta parede corresponde ao meato inferior da cavidade nasal, marcado pela tuberosidade da concha inferior na parte superior. No meio desta parede, pode ser reconhecida uma estrutura óssea bastante frágil, o chamado hiato sinusal. As forças mastigatórias são distribuídas para o crânio através de quatro estruturas principais. São elas o pilar fronto-maxilar anterior (I) (ou pilar fronto-nasal), o pilar zigomático-maxilar lateral (II), o pilar pterigo-maxilar (III) e o arco palatino (IV), incluindo o septo e as paredes nasais laterais e o processo pterigoide do osso esfenoide até à base do crânio. Para além da expansão interna do seio maxilar, o aspeto externo do processo alveolar também diminui devido à perda óssea atrófica.

<u>Septos do seio maxilar</u>

Os septos do seio maxilar foram descritos pela primeira vez por Underwood em 1910. Com base na sua origem, os septos podem ser subdivididos em septos primários, formados durante o desenvolvimento da maxila e o crescimento dos dentes, ou septos secundários,

122

que são adquiridos durante a pneumatização do seio maxilar após a perda dos dentes. A maioria dos septos está localizada entre a área do segundo pré-molar e do primeiro molar. O aumento do seio maxilar é normalmente complicado pela presença de septos. Se houver uma partição completa do seio por um septo, é criada mais do que uma janela lateral como parte da abertura do seio para contornar os septos. [92]

Classificação de Al-Faraje dos septos do seio maxilar [171]

Classe I: Septos perpendiculares basais simples

Classe II: septos perpendiculares basais múltiplos

Classe III: septos perpendiculares parciais únicos

Classe IV: septos perpendiculares parciais múltiplos

Classe V: Septos horizontais parciais

Classe VI: Septo perpendicular completo

Class	Description	Form	Considerations
I	Single basal perpendicular septum	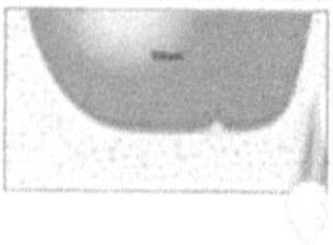	Care should be taken when reflecting the maxillary sinus membrane off the floor of the sinus.
II	Multiple (two or more) basal perpendicular septa	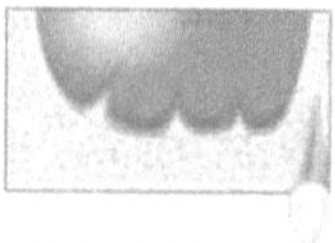	Care should be taken when reflecting the maxillary sinus membrane off the floor of the sinus.
III	Single partial perpendicular septum	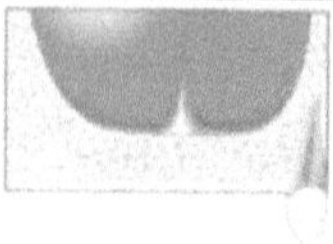	Making two separate windows is strongly recommended.
IV	Multiple (two or more) partial perpendicular septa	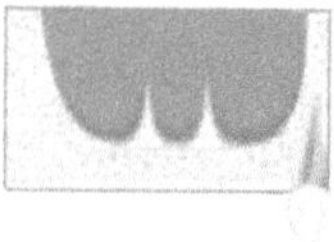	Presents a strong risk of membrane perforation and thus may be a contra-indication for sinus bone graft surgery.
V	Partial horizontal septum	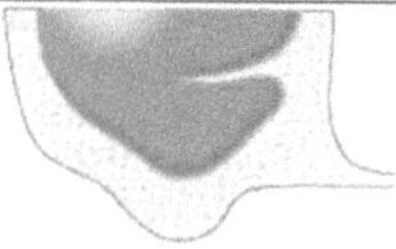	Risk depends on location. When located superiorly, sinus bone graft surgery can usually proceed. When located inferiorly, sinus bone graft surgery is contraindicated.
VI	Complete perpendicular septum	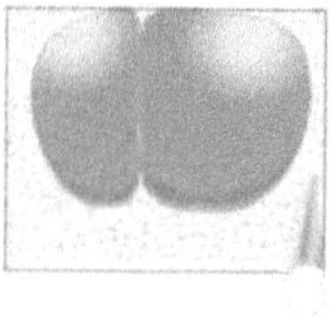	Usually does not interfere with sinus bone graft surgery.

MEMBRANA SCHNEIDERIANA: O seio maxilar é revestido por uma membrana, a membrana Schneideriana. Esta membrana é um epitélio pseudo-estratificado colunar respiratório ciliado formado por células basais, células colunares e células caliciformes fixadas à membrana basal. Em cada célula colunar estão presentes cerca de 100-150 cílios que vibram a 1000 batimentos/minuto. A espessura da membrana varia normalmente entre 0,13 e 0,5 mm (espessura média de 0,8 mm). A membrana deve ser totalmente libertada da área caudal para permitir a elevação do seio; no entanto, o lado distal do seio pode estender-se consideravelmente. [172] A probabilidade de perfuração da membrana do seio depende do ângulo entre a parede lateral e a parede medial do seio. Ângulo maior que 60° tem 0% de chance de perfuração; ângulo de 30-60° tem 28,6% de chance de perfuração; e ângulo <30° tem 62,5% de chance de perfuração. [173] Assim, ângulos estreitos resultam em maiores perfurações. O preenchimento excessivo do seio maxilar com o material de enxerto ósseo pode causar necrose da membrana, bem como sinusite e a potencial perda do enxerto ósseo no seio.

VASCULARIZAÇÃO: O fornecimento de sangue ocorre através dos ramos da artéria maxilar: artéria infra-orbital, artéria nasal lateral posterior e artéria alveolar superior posterior. O suprimento sanguíneo adicional para a parte inferior do seio pode vir da artéria palatina maior. A artéria infra-orbital e a artéria alveolar superior posterior irrigam a parede lateral do seio maxilar, enquanto a artéria nasal lateral posterior irriga a parede medial do seio. A parede lateral do seio tem anastomose extra-óssea (nos tecidos vestibulares) e intra-óssea (dentro da placa óssea vestibular) que ocorre entre a artéria infra-orbital e a artéria alveolar superior posterior. A anastomose extra-óssea situa-se a cerca de 23-26 mm da crista. Pode causar hemorragia durante a preparação do retalho. A anastomose intra-óssea situa-se a cerca de 16-19 mm da crista. Ao examinar secções transversais de um exame de TCFC, a deteção de radiolucência na placa vestibular denota a presença de um vaso sanguíneo intraósseo. Assim, pode ser necessário geri-lo durante uma preparação da janela lateral.

Histopatologia:

A camada interna do seio maxilar é constituída por uma membrana mucosa (membrana de Schneider) com 0,13-0,5 mm de espessura, revestida por um epitélio multi-estratificado e colunar (100150 cílios por célula colunar, com uma frequência de 1000 batimentos por minuto) que continua na mucosa nasal e contém células basais, colunares e caliciformes que repousam sobre a membrana basal. Algumas glândulas serosas e mucosas que se espessam perto da abertura ostial estão localizadas na lâmina própria subjacente. Além de atuar como uma barreira imunológica, diretamente exposto ao ar inspirado, o epitélio respiratório ciliado transporta, em direção ao óstio natural do seio maxilar, a camada de gel viscoso. Os cerca de 2 litros de secreções maxilares por dia são constituídos por água (96%), glicoproteínas (3-4%), imunoglobulinas, lactoferrina, prostaglandinas, lisozima, leucotrienos e histamina, e são descarregados no meato médio a uma velocidade de fluxo de 1 cm/min, de modo a que o muco antral possa ser totalmente substituído em cerca de 20-30 minutos.

<u>Perfuração</u>

A região maxilar posterior edêntula apresenta frequentemente condições desafiantes únicas na implantologia dentária[94] . A altura óssea limitada secundária à pneumatização do seio maxilar e a reabsorção do rebordo alveolar impedem, em muitos casos, a instalação de implantes dentários.

A perfuração do seio maxilar com brocas de implantes está normalmente relacionada com um planeamento cirúrgico inadequado ou uma técnica cirúrgica deficiente.

<u>Classificação de Al-Faraje do osso disponível para o planeamento do tratamento no quadrante posterior do maxilar</u> - Classe I: 8 mm ou mais de altura óssea entre a crista óssea e o fundo do seio com largura adequada para a colocação de implantes. Plano de tratamento: Colocação de um implante de 7 mm ou mais, mantendo 1 mm de osso ou mais entre o ápice do implante e o fundo do seio.

• Classe II: 5 a 7 mm de altura óssea com largura adequada para a colocação de implantes. Plano de tratamento: Colocação de implantes com elevação simultânea do seio maxilar utilizando uma abordagem crestal.

• Classe III: 1 a 4 mm de altura óssea com largura adequada para a colocação de implantes. Plano de tratamento: Elevação da janela lateral do seio maxilar com colocação tardia do implante.

• Classe IV: 1 a 4 mm de altura óssea com largura inadequada para a colocação de implantes. Plano de tratamento: Elevação do seio da janela lateral com colocação retardada de implantes numa posição de mordida cruzada ou aumento retardado do rebordo utilizando um enxerto de bloco de facetas ou a técnica GBR seguida da colocação retardada de implantes numa terceira fase.

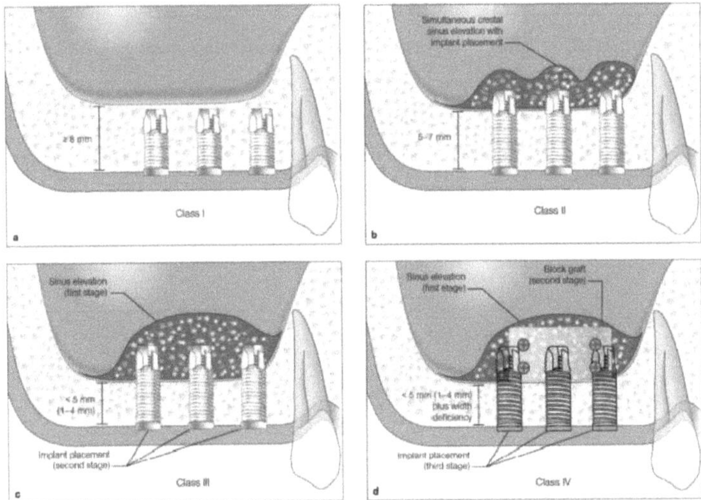

<u>Gestão</u>

A técnica mais conservadora e minimamente invasiva é a colocação de implantes curtos, com operação menos exigente tecnicamente, menor custo, menos procedimentos cirúrgicos e menos complicações [95]. Outra alternativa terapêutica é a utilização do osso residual, aproveitando o osso residual, presente no contraforte anatómico, como o contraforte frontomaxilar, frontozigomático e pterigomaxilar [96], utilizando implantes zigomáticos ou implantes pterigóides, combinados com implantes standard anteriores; ambos têm reportado boa taxa de sobrevivência e sucesso [97]. Uma outra alternativa é o procedimento regenerativo do seio maxilar, que inclui duas abordagens principais: a abordagem das janelas laterais e a abordagem transalveolar ou crestal 9^8 . É mais frequentemente utilizada quando está presente um grau severo de reabsorção, que impede a instalação de implantes curtos e/ou a obtenção de estabilidade primária. A abordagem transalveolar ou crestal foi descrita pela primeira vez por Summers [99] em 1996. Esta abordagem é normalmente utilizada quando o grau de reabsorção é menor, e é possível a instalação de implantes dentários com estabilidade primária. Ambas as técnicas demonstraram taxas de sobrevivência elevadas, semelhantes às dos implantes instalados na maxila posterior não enxertada.

É muito importante tirar uma radiografia com um pino paralelo ou com a broca piloto no sítio, depois de fazer o furo piloto. Se a radiografia revelar uma perfuração do fundo do seio pela broca piloto, trata-se apenas de uma complicação menor, porque o seu diâmetro é geralmente de 2 mm ou menos. O procedimento de colocação do implante pode prosseguir se as restantes brocas e o implante não entrarem em contacto com o pavimento do seio. Se uma broca de maior diâmetro tiver penetrado no pavimento do seio, recomenda-se que se aborte o procedimento, se obtenha o encerramento primário dos tecidos moles e se tente novamente a colocação do implante neste local dentro de 3 a 4 meses. Pode ser colocado um penso de colagénio no local da osteotomia antes do encerramento.

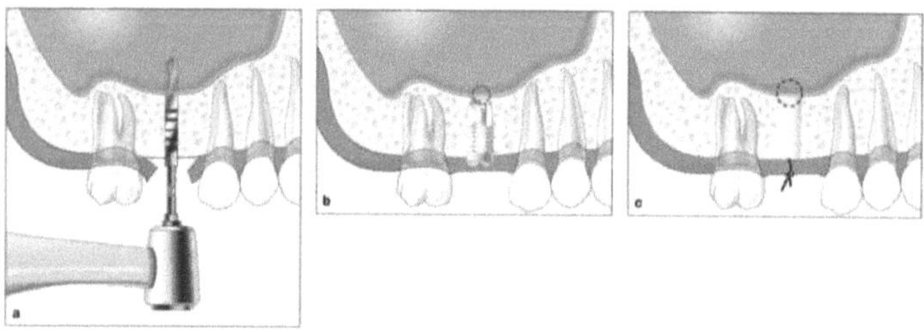

<u>Prevenção</u>

<u>A perfuração do assoalho do seio pode ser evitada:</u>

- Avaliação cuidadosa da tomografia computorizada pré-cirúrgica

- Utilização de rolhas em todas as brocas para garantir que não penetram no seio maxilar nem perfuram mais fundo do que o necessário para a colocação

- Planeamento da elevação do seio através do local da osteotomia ou através de uma janela lateral quando a altura do osso sob o seio é insuficiente.

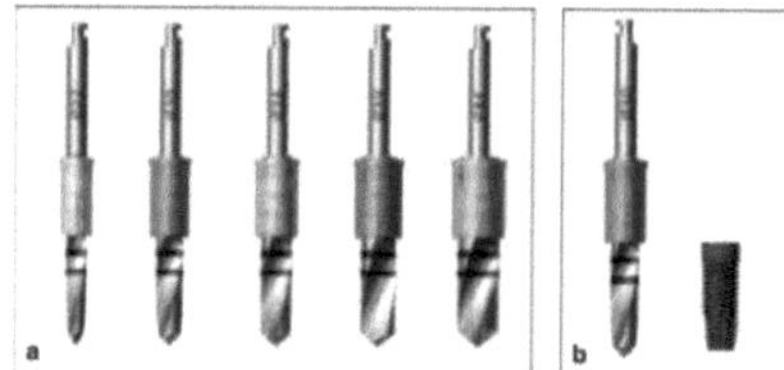

O julgamento do clínico durante o planeamento do tratamento é primordial, porque cada caso é único; no entanto, as diretrizes podem ajudar a manter os profissionais num caminho que provavelmente será bem sucedido. Para esse fim, o autor desenvolveu um sistema de classificação para o osso disponível no quadrante posterior do maxilar para ajudar no planeamento do tratamento nesta região.

<u>Técnica de Al-Faraje para elevação do seio maxilar através de uma abordagem crestal</u>

Um procedimento de elevação do seio maxilar com acesso cirúrgico através da crista óssea foi descrito pela primeira vez por Tatum em 1986. A técnica foi posteriormente modificada por vários autores. Este procedimento e suas variações são altamente previsíveis, particularmente quando a altura do osso alveolar residual mede 5 mm ou mais (Classe II de Al-Faraje). Uma modificação do protocolo original foi desenvolvida pelo autor:

1. Elevação do retalho: Um retalho de espessura total é elevado para expor o osso da crista.

2. Osteotomia do implante: A osteotomia é completamente preparada até à largura do implante, mas aquém do fundo do seio em 0,5 a 1,0 mm.

3. Elevação do pavimento do seio: Um osteótomo sinusal de ponta côncava com o mesmo diâmetro da broca do implante final é suavemente malhado para comprimir os restantes 0,5 a 1,0 mm de osso contra o córtex do fundo do seio e para fraturar o fundo do seio. A ponta do osteótomo não deve penetrar no seio maxilar mais do que 1 a 2 mm. Para evitar a perfuração da membrana do seio, podem ser montadas rolhas nos osteótomos para controlo da profundidade.

4. Enxerto ósseo: Uma esponja de colagénio reabsorvível de 15 mm, como a HeliCote, é inserida na osteotomia, seguida de uma pequena quantidade (0,25 ml) de material de enxerto Bio-Oss. A membrana de colagénio protege a membrana do seio da perfuração por fragmentos ósseos afiados.

5. Colocação do implante: O implante selecionado não deve exceder a altura óssea original disponível em mais de 3 mm para evitar exceder o limite de alongamento da membrana sinusal. A porção apical do implante irá comprimir o material de enxerto ósseo e a membrana de colagénio, proporcionando uma maior elevação da membrana sinusal. O implante deve ser inserido a uma velocidade de 30 rpm ou inferior.

6. Fecho da aba: O fecho primário é recomendado, mas não obrigatório.

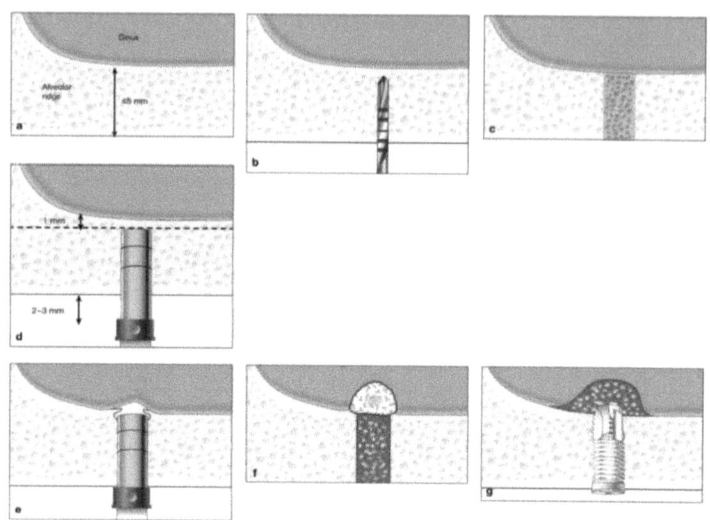

Sinus
Alveolar ridge
≤5 mm
1 mm
2~3 mm
a
b
c
d
e
f
g

<u>Vantagens e desvantagens da elevação do seio maxilar utilizando a abordagem crestal</u>

Advantages	Disadvantages
• Small mucoperiosteal flap (limited to the crestal area and thus less disruption to the sinus lateral wall blood supply) • Limited incidence of membrane perforation • Limited incidence of membrane bleeding • Limited incidence of introducing bone graft material into the sinus cavity	• The use of the mallet can be traumatic for the patient • Unless the procedure is performed under sinuscopic control, it is hard to detect membrane perforation • Limited elevation (3 to 5 mm compared with 10 mm or more for the lateral window technique) • A minimum of 5 mm of available alveolar bone required

<u>Perfuração da membrana sinusal durante a osteotomia</u>

A perfuração da membrana sinusal é a complicação intra-operatória mais frequente durante a cirurgia sinusal. Os factores que afectam a perfuração da membrana sinusal durante a osteotomia incluem a instrumentação e a espessura da membrana sinusal. A perfuração pode ocorrer em até 56% dos casos em que são utilizados instrumentos rotativos e em apenas 3,8% dos casos em que são utilizados instrumentos piezoeléctricos. [100] As membranas finas são mais propensas a rasgar durante a elevação. Um estudo de Cho *et al*[101] descobriu que a taxa de perfuração de membranas finas (< 1,5 mm) é de 31%, em comparação com 16,6% para membranas mais espessas. A escolha de uma broca de diamante em vez de uma broca de carboneto quando se utilizam instrumentos rotativos, a utilização de uma técnica de pincelada quando se trabalha com a peça de mão (de modo a não aplicar pressão excessiva sobre a janela) e um bom acesso ao campo cirúrgico (reflexão e iluminação adequadas do retalho) podem ajudar significativamente a reduzir a incidência de perfuração da membrana durante a osteotomia da janela.

<u>Perfuração da membrana sinusal durante a elevação</u>

Os factores que afectam a perfuração da membrana sinusal durante a elevação da membrana incluem o tamanho da janela de acesso, a largura do seio e a presença de septos do seio maxilar.

- Classe I:

O procedimento cirúrgico utilizado para o procedimento de aumento do seio deve consistir sempre num retalho mucoperiosteal de espessura total até à extensão da osteotomia planeada. Diretamente apical ao local da osteotomia, a abordagem do retalho deve ser convertida para espessura dividida, de modo a fornecer tecido para sutura, se necessário.

Reparação: As perfurações da classe I são frequentemente seladas como resultado do facto de a membrana se dobrar sobre si própria após a conclusão da elevação. Quando isto acontece, não é necessário tomar quaisquer outras medidas, para além de embalar delicadamente o material de enxerto sobre este local, de modo a não expor a perfuração agora submersa. Se a perfuração continuar a ser evidente após a reflexão da membrana, são consideradas as seguintes opções de tratamento:

1. Se a perfuração for pequena e isolada, é colocada fita de colagénio sobre a área, numa posição tal que sobreponha a membrana não afetada em pelo menos 3 mm em todas as direcções. O material de enxerto é então colocado no espaço subantral criado. Este material é primeiro colocado nos bordos da fita de colagénio, de modo a evitar o seu movimento quando o material de enxerto é subsequentemente colocado diretamente sobre a perfuração.

2. Se a fita de colagénio não for suficiente e as margens da membrana que rodeia a perfuração tiverem sido bem elevadas, a sutura da membrana com um material reabsorvível é uma opção viável, assumindo uma consistência razoável da própria membrana. Se a membrana não puder ser elevada em torno de ambas as margens da perfuração, a margem livre medial pode ser suturada ao periósteo diretamente lateral ao local da osteotomia.

Classe II:

Uma perfuração de Classe II está localizada no aspeto médio superior da osteotomia, estendendo-se mesiodistalmente por dois terços da dimensão do local total da osteotomia. Uma perfuração de Classe II ocorre mais frequentemente quando é utilizado um desenho infracturante da osteotomia, em vez de uma abordagem que resulta numa janela totalmente destacada da osteotomia.

Reparação:

1. A conclusão da reflexão da membrana Schneideriana resulta frequentemente numa obliteração da perfuração através da dobragem da membrana.

2. Se essa reflexão não cobrir a perfuração, é utilizada fita de colagénio, uma membrana reabsorvível ou lâminas de osso lamelar humano liofilizado. A fita de colagénio é o material mais comum colocado sobre uma perfuração de classe II, uma vez que a perfuração é relativamente fácil de selar, e a fita de colagénio é a abordagem menos dispendiosa a utilizar.

3. A sutura pode ser efectuada, embora seja relativamente difícil e, muitas vezes, exija a perfuração do osso que circunda a osteotomia, de modo a proporcionar um local para a sutura.

- Classe III:

Uma perfuração da membrana de Classe III está localizada no bordo inferior da osteotomia, no seu sexto mesial ou distal. Esta é a perfuração mais comum e resulta quase sempre de um desenho inadequado da osteotomia ou de uma execução incorrecta da reflexão da membrana. A conversão do desenho da osteotomia de uma abordagem quadrada para uma abordagem de bordo arredondado diminui drasticamente a ocorrência de perfuração da membrana de classe III. Além disso, é necessário ter o máximo cuidado para garantir que a membrana lateral aos cantos da osteotomia é reflectida adequadamente no interior, medial e lateralmente antes de a membrana ser reflectida nestes cantos. Reparação:
A conclusão da reflexão da membrana raramente resulta na cobertura de uma perfuração de classe III. Por conseguinte, as opções de reparação são

1. Se a membrana puder ser elevada à volta da perfuração, permitindo assim um movimento suficiente de ambas as margens da laceração, estas podem ser suturadas e subsequentemente cobertas com uma lâmina de osso lamelar. A fita de colagénio ou uma

membrana reabsorvível não são adequadas para a reparação de uma perfuração de classe III.

2. Se ambas as margens da perfuração da membrana não puderem ser elevadas, o local da osteotomia deve ser alargado para incluir a área perfurada, para iniciar um novo local de elevação da membrana em direção à perfuração. O pequeno segmento de osso assim imposto pode ser utilizado para suturar a margem livre da perfuração da membrana à nova área elevada. Este local deve ser protegido com uma lâmina de osso lamelar. Esta abordagem à reparação é difícil e nem sempre prática.

3. Como tentativa final de reparação eficaz de uma perfuração de classe III, uma grande lâmina de osso lamelar é moldada e colocada no local da osteotomia de forma a produzir uma bolsa sobre a região perfurada. Em seguida, é colocado material de enxerto ao longo de todos os aspectos da lâmina de osso lamelar que ladeiam a perfuração, estabilizando assim esta lâmina o melhor possível antes da colocação do material de enxerto diretamente sobre o centro da lâmina de osso lamelar e a perfuração subjacente. Esta abordagem não é tão estável e é utilizada apenas como uma tentativa final de tratamento da perfuração.

- Classe IV:

Uma perfuração de Classe IV está localizada nos dois terços centrais do bordo inferior do local da osteotomia. Uma laceração nesta área também é observada com elevações septais inadequadas quando a câmara antral é dividida por septos ósseos. Esta laceração aumenta frequentemente de forma dramática à medida que se tenta o tratamento e representa um desafio clínico considerável.

Reparação:

1. Se ambas as margens da membrana que rodeia a laceração puderem ser elevadas, a região deve ser suturada e subsequentemente coberta e protegida com uma lâmina óssea lamelar.

2. Se a sutura não for possível, pode tentar-se preparar um segundo local de osteotomia.

3. É utilizada uma lâmina de osso lamelar numa tentativa de criar uma bolsa para receber os materiais de enxerto.

Classe V:

Uma perfuração da membrana de Classe V é uma área preexistente de exposição da membrana do seio, devido a uma combinação de pneumatização antral extensa e reabsorção

grave da crista. Uma fístula oral-antral anterior também pode ser um fator contribuinte e um diagnóstico radiográfico adequado pode ajudar na reparação. Uma perfuração deste tipo é muitas vezes apenas evidente após a reflexão do retalho de rebordo. Reparação:
1. É efectuada uma osteotomia que resulta na criação de duas áreas de semiluna flutuantes à volta das perfurações de classe V. Estas ilhas são posicionadas uma sobre a outra e suturadas, sendo a área coberta com fita reabsorvível. Estas ilhas são posicionadas uma sobre a outra, suturadas e a área é coberta com fita reabsorvível. Em seguida, é preparado um local de osteotomia convencional. Este local de osteotomia pode, de facto, ser lateral à perfuração de classe V, simplificando muito a conclusão do procedimento de aumento.

- Perfurações combinadas:

Dependendo da extensão de uma perfuração que inclua dois ou mais dos locais anteriormente demarcados, são possíveis várias opções de tratamento. Uma perfuração tão extensa deve-se quase sempre a uma falta de delicadeza e a um respeito insuficiente pelos tecidos que estão a ser tratados. Por conseguinte, estas perfurações devem ser pouco frequentes. Quando são encontradas, as perfurações combinadas devem ser tratadas numa base individual, utilizando várias permutações das modalidades de tratamento acima mencionadas.

<u>A-PRF Membrana para o tratamento da laceração da membrana sinusal</u>

O PRF (fibrina rica em plasma) foi referido pela primeira vez por Choukroun em 2001 e, desde então, o concentrado tem tido uma vasta aplicação na cirurgia oral. É fácil de manusear e de obter, através de centrifugação a partir do sangue venoso do doente. Devido às suas propriedades biológicas,

A PRF é viável para selar a perfuração da membrana Schneideriana, optimizando o processo de cicatrização, e até para ser utilizada como único material para a formação de novo osso no seio maxilar. Para a realização do PRF, foram colhidos dois frascos de sangue venoso do paciente para a preparação da fibrina rica em plaquetas (PRF). O sangue foi colocado num tubo de ensaio de vidro de 10 ml, sem anticoagulante, e imediatamente centrifugado a uma velocidade de 2700 rpm durante 12 minutos. Para selar a membrana Schneideriana lacerada, foi aplicado primeiro um material de colagénio reabsorvível, seguido da membrana de PRF. O passo final consistiu em adicionar uma grande camada de membrana de colagénio para garantir a selagem adequada da perfuração. As propriedades adesivas da membrana PRF actuarão como uma ponte entre os bordos da perfuração, enquanto a aplicação da membrana de colagénio sobre a PRF assegurará a regeneração da membrana Schneideriana.

<u>Tamanho da janela de acesso</u>

Uma janela de acesso pequena pode aumentar a probabilidade de perfuração da membrana. Para resolver este problema, a janela óssea pode ser alargada com um rongeur Kerrison após a separação da membrana sinusal em torno da margem da janela de acesso completa.

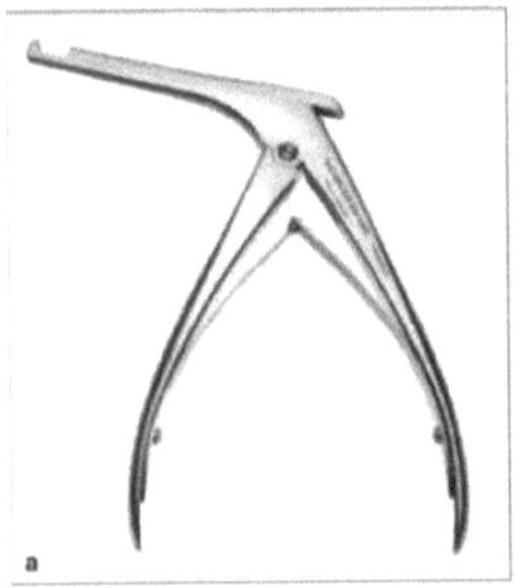
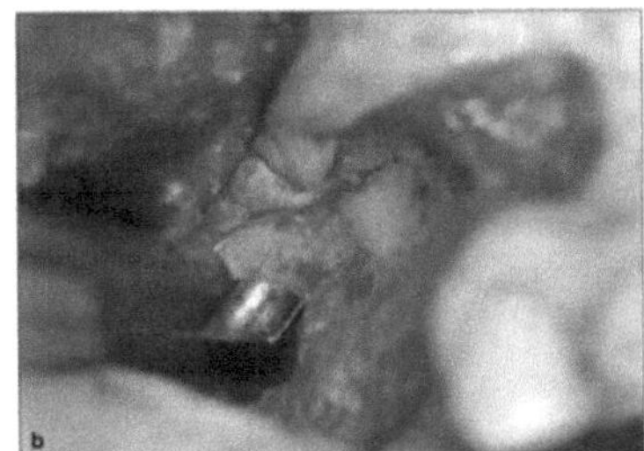

<u>Largura do seio</u>

A distância entre as paredes lateral e medial do seio influencia a incidência de perfurações: A taxa é mais elevada em seios estreitos do que em seios mais largos. [101] Utilizando exames de TC transversais, o implantodontista pode avaliar pré-cirurgicamente a largura do seio na área da janela de entrada (ou seja, a osteotomia óssea). Se o seio for estreito, recomenda-se a remoção da janela óssea antes da elevação da membrana. No caso de seios paranasais largos, a janela pode ser empurrada para dentro.

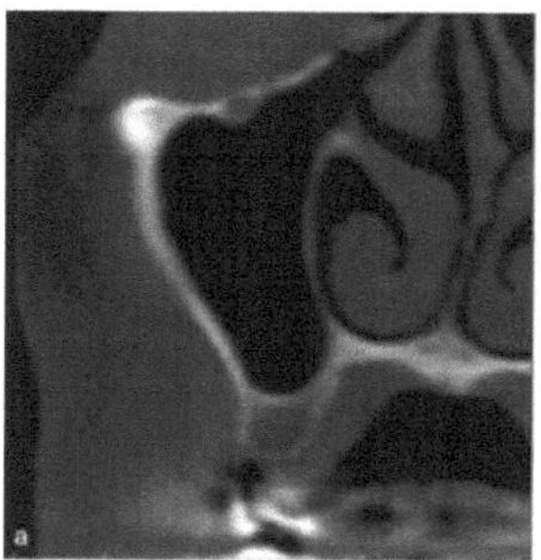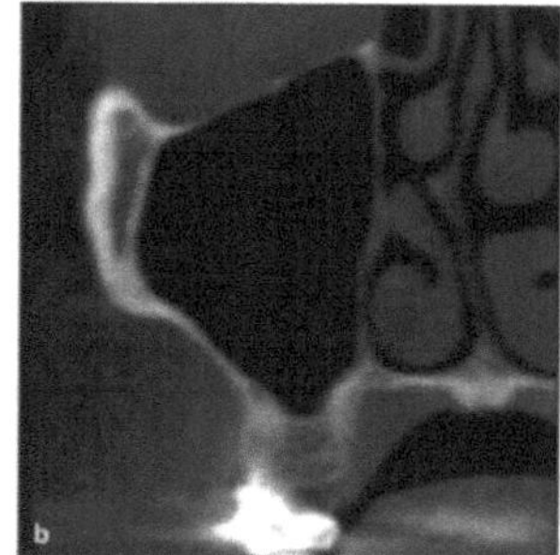

Septos do seio maxilar

A presença de septos pode complicar a criação da janela óssea na parede lateral e aumentar o risco de rasgar a membrana do seio durante a sua elevação; por isso, é importante analisar esses septos com tomografia computadorizada antes da cirurgia. As radiografias (panorâmica ou projeção de Waters) podem não mostrar septos, ou podem sugerir falsamente que estas formações são uma condição patológica.

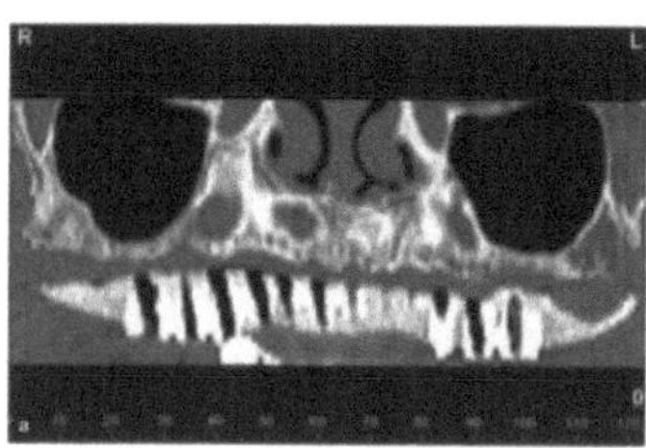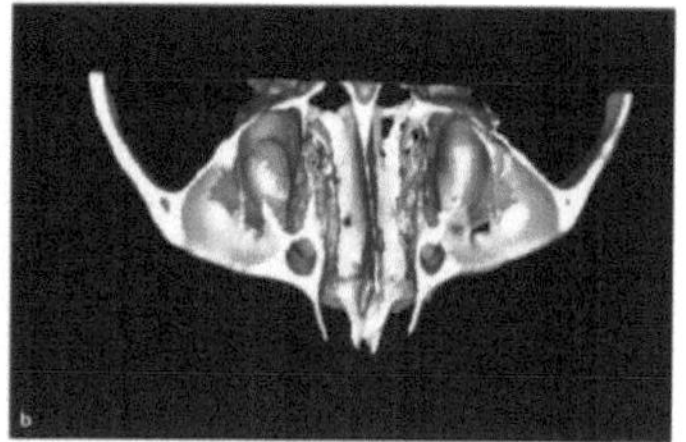

Septos do sub-bosque (perpendiculares à base)

Os septos foram descritos pela primeira vez pelo anatomista Underwood em 1910. [102] Os
septos de Underwood, como são frequentemente designados os septos do seio maxilar, são
cristas ósseas que delimitam os compartimentos radiculares dos pré-molares e molares. A
forma dos septos tem sido descrita como semelhante a um arco gótico invertido que se
origina das paredes inferior e lateral do seio e que atinge um bordo agudo ao longo do seu
limite mais apical. [85] Eles são encontrados em 31% a 48% dos casos e parecem se
desenvolver de duas maneiras: primária (decorrente do desenvolvimento da maxila) ou
secundária (como resultado da perda de dentes e do osso interseptal remanescente). [103] A
perda de dentes e a pneumatização adjacente a um septo primário ou secundário podem
exagerar a altura ou o tamanho de um septo. Dependendo do seu tipo, tamanho e
localização, os septos devem ser removidos durante um procedimento de enxerto sinusal,
pois podem impedir a visualização do fundo do seio e limitar a colocação de enxertos
ósseos autógenos ou substitutos ósseos, impedindo assim o preenchimento adequado do
fundo do seio. Em um estudo realizado por Ulm *et al*, não foi encontrada correlação entre
as seis classes de cristas residuais descritas por Cawood e Howell[104] e a incidência de septos
de Underwood. A literatura científica descreve variações adicionais dos septos do seio
maxilar, incluindo septos parciais perpendiculares e horizontais e septação completa do
seio maxilar por um septo vertical.

Septos perpendiculares parciais

A margem superior do hiato maxilar está em contacto, anteriormente, com o osso lacrimal
e, posteriormente, com o osso etmoidal. O punctum convergii está localizado na parte final
da convergência dessas duas partes da margem. A partir deste punctum, um septo
perpendicular parcial pode desenvolver-se no seio maxilar, dividindo-o em dois
compartimentos incompletos.

Septos horizontais parciais

Este tipo de septo é um processo maxilar localizado horizontalmente a partir do osso palatino e da concha inferior. Nenhum dos processos seguirá o desenvolvimento normal do seio na direção inferior-medial. Em vez disso, manterão as suas posições horizontais primárias enquanto o nível do pavimento do seio se torna gradualmente mais baixo durante o seu desenvolvimento. Estes septos podem ser ignorados se estiverem posicionados mais acima da área a ser enxertada. Caso contrário, esses septos horizontais serão um impedimento para a drenagem do seio e, eventualmente, levarão ao fracasso do enxerto sinusal.

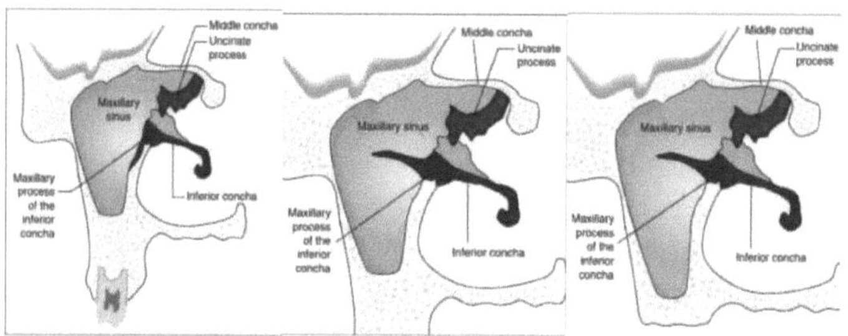

<u>Tratamento dos septos maxilares</u>

Seguem-se os princípios básicos para a gestão dos septos maxilares durante a elevação do seio:

• Remoção completa da janela óssea, em vez de a empurrar para dentro da cavidade sinusal.

• É extremamente importante identificar a localização exacta, a extensão e o tamanho dos septos antes da cirurgia de enxerto sinusal.

• Os septos de classe I ou II não complicam o procedimento de elevação do seio; o cirurgião deve simplesmente ter em consideração os septos durante a reflexão da membrana para fora do fundo do seio.

• Nos septos de Classe III, o cirurgião pode fazer duas janelas separadas pelo septo e, depois, após a elevação da membrana do seio para fora do septo.

• Os septos de classe IV aumentam significativamente o risco de perfuração da membrana e podem contraindicar a cirurgia.

• No caso de septos de classe V, a altura do septo determina o curso de ação. Se o septo horizontal estiver localizado significativamente acima do pavimento do seio, então o procedimento pode ser efectuado. Caso contrário, a proximidade do septo horizontal ao pavimento do seio pode ser uma contraindicação para a cirurgia de enxerto do seio.

• Os septos de classe VI normalmente não interferem com a cirurgia de enxerto sinusal, que pode ainda ser efectuada no compartimento anterior para futura colocação de implantes.

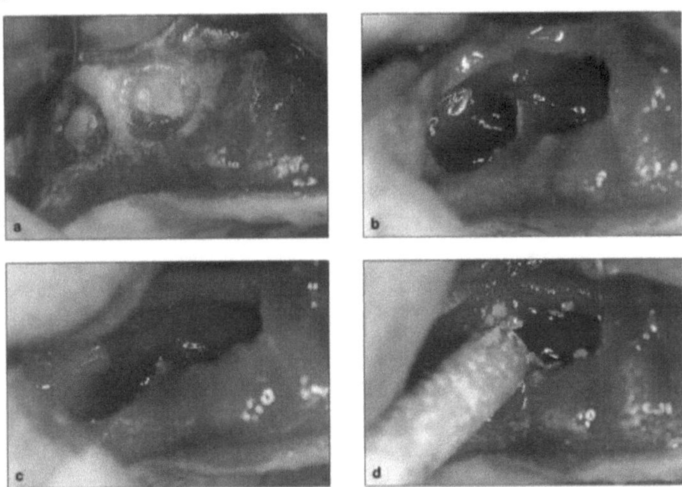

<u>Tratamento de perfurações durante a elevação da membrana sinusal</u>

A perfuração da membrana sinusal durante a elevação é a complicação intra-operatória mais frequente que ocorre durante a cirurgia de enxerto sinusal. No caso de uma perfuração, o cirurgião deve continuar a elevação, mas a uma distância da perfuração para libertar a tensão ao longo da perfuração. Trabalhar perto da perfuração normalmente faz com que o seu tamanho aumente. No caso de uma ou mais perfurações pequenas (menos de 5 ou 6 mm de diâmetro), o cirurgião pode colocar uma membrana de colagénio absorvível para reparar a perfuração e impedir que os materiais de enxerto ósseo invadam a cavidade sinusal após a elevação completa. No entanto, no caso de perfurações grandes, o operador pode abortar o procedimento ou utilizar a técnica da bolsa de Loma Linda.

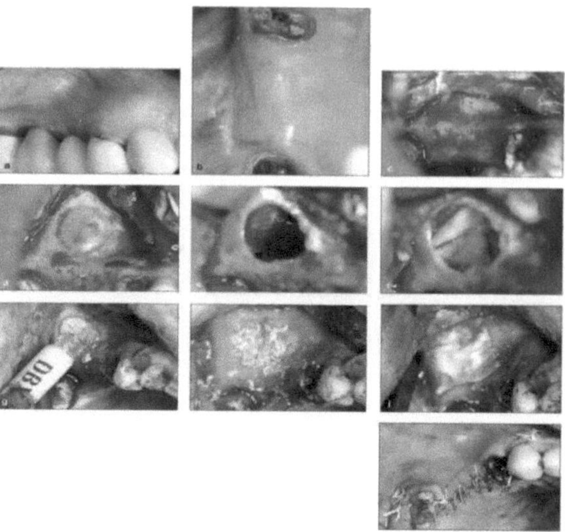

Perfurações da membrana do seio durante um procedimento de enxerto ósseo do seio. Remoção da prótese parcial fixa existente (a e b) e reflexão de um retalho de espessura total (c). (d) Criação de uma janela óssea de acesso. (e) São efectuadas duas pequenas perfurações (< 5 mm cada). As perfurações são geridas através da colocação de uma membrana de colagénio absorvível (f), seguida do material de enxerto ósseo (g e h) e, finalmente, de uma segunda membrana externa de colagénio (i). (j) O procedimento é concluído com a sutura do retalho de espessura total no seu lugar.

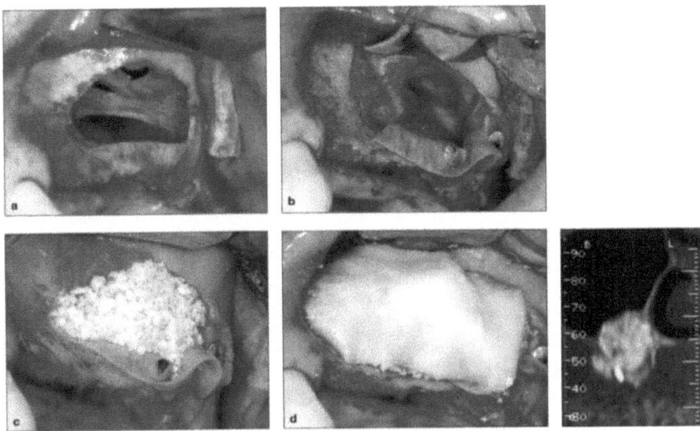

(a) Uma grande perfuração da membrana é gerida através da colocação de uma membrana de colagénio absorvível no interior do seio, que é (b) fixada com pinos de titânio na superfície exterior. O material de enxerto ósseo é então colocado no interior da bolsa formada (c) antes da colocação de uma segunda membrana (d). (e) A imagem 3D pós-operatória de 6 meses mostra o nível de preenchimento do enxerto ósseo.

Seio nasal

Um planeamento de tratamento inadequado para a colocação de implantes na região anterior do maxilar pode levar à perfuração do pavimento nasal se o osso alveolar for deficiente em altura ou se, num caso de colocação imediata de implantes, não existir osso suficiente apicalmente às cavidades dos dentes extraídos. Um estudo de Brânemark et al. não encontrou complicações secundárias à penetração acidental de implantes na cavidade nasal, desde que o implante estivesse suficientemente estabilizado no osso.

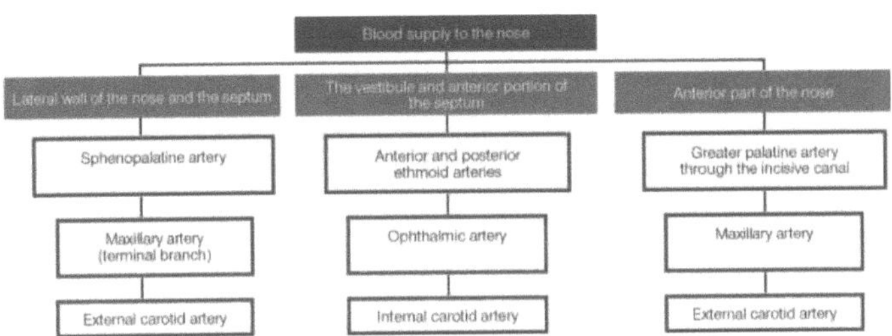

Uma perfuração mínima do pavimento nasal pode não causar quaisquer sintomas. A hemorragia é uma sequela rara, mas possível, da perfuração do pavimento nasal com um instrumento rotativo. O fornecimento de sangue arterial à cavidade nasal provém das artérias carótidas externa e interna. Outros sinais de perfuração são o inchaço e a dor no pós-operatório.

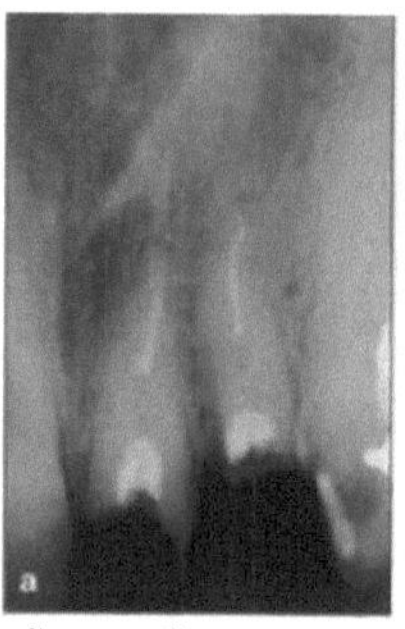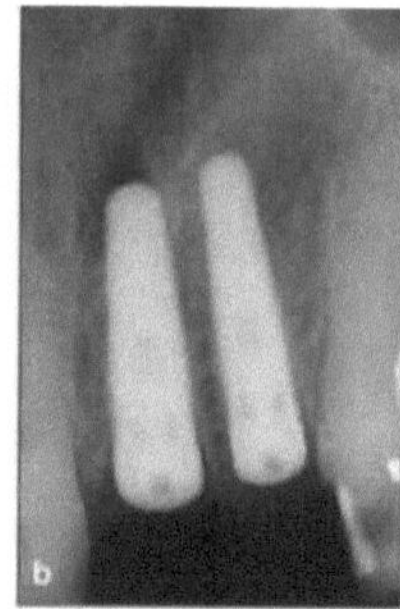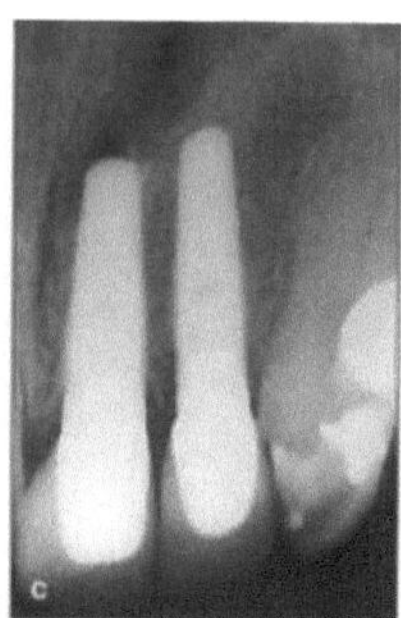

Prevenção e gestão

Quando o rebordo alveolar maxilar anterior tem menos de 10 mm de altura, a elevação do pavimento nasal com aumento ósseo está indicada para fornecer osso adequado para a colocação de implantes. A mucosa nasal espessa é resistente a lesões e pode ser previsivelmente elevada 3 a 5 mm.

Devem ser prescritos antibióticos, medicamentos anti-inflamatórios e um colutório de clorexidina para reduzir a incidência de infeção. O doente deve ser aconselhado a evitar assoar o nariz, fumar ou tossir com a boca fechada.

LESÕES NOS DENTES ADJACENTES DURANTE A COLOCAÇÃO DO IMPLANTE

Os dentes adjacentes a um local de implante correm o risco de sofrer danos intra e pós-operatórios. A colocação de um implante demasiado próximo de um dente pode afetar o seu fornecimento de sangue ou sobreaquecer o osso circundante durante a preparação da osteotomia. Em alguns casos, um dente adjacente pode tornar-se não vital devido a danos irreversíveis na polpa.[105] Poderá ser necessária terapia endodôntica, apicoectomia ou extração do dente e/ou do implante.

<u>Sintomas</u>

Os doentes podem queixar-se de dor intensa, inchaço e sensibilidade térmica após a colocação do implante. Os sintomas podem ser imediatos ou tardios. Quando um dente se torna não vital, reage aos testes de percussão, mas os testes térmicos e eléctricos da polpa não provocam qualquer resposta. A radiografia revelará uma radiolucência no ápice num curto período de tempo após a ocorrência da lesão.

<u>Prevenção</u>

Existem algumas medidas que podem ser tomadas para ajudar a evitar danos nos dentes adjacentes durante a colocação de implantes:

• Deve ser efectuada uma avaliação cuidadosa do espaço da área edêntula antes da cirurgia, utilizando imagens de TAC. Estas imagens fornecem ao cirurgião de implantes imagens em tamanho real, sem distorções, que permitem medições precisas. A quantidade mínima recomendada de osso entre um implante e um dente adjacente é de 1 mm.

• Se o espaço para o implante for demasiado estreito a nível mesiodistal, o doente deve ser encaminhado para tratamento ortodôntico antes de tentar a colocação do implante.

• Também é altamente recomendável tirar uma radiografia periapical com um pino paralelo na osteotomia imediatamente após a perfuração do orifício piloto. Nesta altura, o diâmetro da osteotomia ainda é pequeno, ou seja, 2 mm ou menos, e o ajuste da sua angulação não constituirá um desafio.

• Finalmente, devem ser utilizados guias cirúrgicos gerados por computador para direcionar as osteotomias quando os dentes estão muito próximos dos implantes planeados.

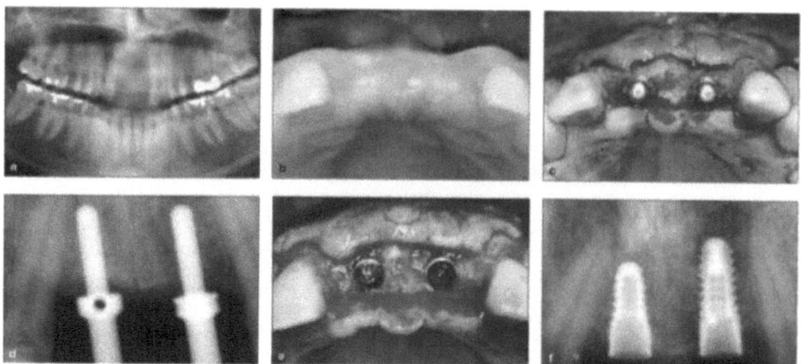

(a) Uma radiografia panorâmica revelando a raiz inclinada do incisivo lateral direito superior. (b) Vista oclusal da área do incisivo central superior antes da cirurgia. (c) Vista oclusal após a perfuração dos orifícios piloto com os pinos paralelos colocados. (d) A radiografia periapical com pinos paralelos nos orifícios piloto mostra a proximidade do pino à raiz. (e e f) Um implante mais curto colocado no incisivo central direito para evitar qualquer dano no incisivo lateral adjacente

<u>Gestão</u>

<u>Intra-operatório</u>

Depois de avaliar a posição do pino paralelo no orifício piloto, se a lesão de um dente adjacente parecer iminente, a osteotomia pode ser redireccionada sem dificuldade utilizando uma broca de corte lateral, como a broca Lindemann. Se a osteotomia for alargada muito para além do orifício piloto e a sua direção não for satisfatória, a colocação do implante deve ser adiada e, em vez disso, deve ser efectuado um enxerto ósseo no local da osteotomia.

<u>Pós-operatório</u>

Se houver suspeita de danos pulpares após a colocação do implante, deve ser iniciada imediatamente a administração de antibióticos sistémicos juntamente com a terapia endodôntica. Além disso, o implante deve ser removido se parecer ter penetrado na raiz do dente afetado, uma vez que lesões graves nos dentes adjacentes podem ser determinantes para o destino do implante. O desenvolvimento de um abcesso pode afetar a osseointegração de um implante colocado na proximidade de dentes naturais.

ASPIRAÇÃO OU INGESTÃO DE OBJECTOS ESTRANHOS

A aspiração ou ingestão de instrumentos e materiais pode ocorrer durante qualquer procedimento dentário. A ingestão acidental de instrumentos dentários (brocas, limas, chaves de fendas, pinos paralelos) pode apresentar uma complicação potencialmente fatal[106] mais grave do que a ingestão e deve ser sempre tratada como uma situação de emergência. Quando tal acontece, os doentes devem ser imediatamente encaminhados para um serviço de urgência para avaliação e tratamento. Se houver suspeita de ingestão intra-operatória, o paciente deve ser encaminhado a um gastroenterologista.

Os sinais e sintomas de aspiração ou ingestão variam consoante o tamanho e a forma do corpo estranho e se este é livre, fixo ou perfurante.

Aspiração: Frequentemente, a aspiração de um corpo estranho é acompanhada por um ou mais dos seguintes sintomas: tosse, diminuição dos sons respiratórios, engasgamento, febre, ruídos respiratórios, como pieira ou estridor, ou cianose. No entanto, os doentes podem ser inicialmente assintomáticos. Em caso de dúvida, o doente deve ser sempre encaminhado para uma radiografia do tórax. A aspiração pode ocorrer em qualquer ponto da árvore traqueobrônquica. O brônquio direito é geralmente o local mais comum em adultos devido à anatomia.

A radiografia simples do tórax é a modalidade de imagiologia inicial para os doentes com suspeita de aspiração de um corpo estranho. Se a radiografia simples do tórax for negativa, mas a suspeita de aspiração de corpo estranho se mantiver, deve ser considerada a realização de uma TAC multidetectores do tórax, possivelmente com broncoscopia virtual, de modo a evitar uma broncoscopia rígida desnecessária. [107] A broncoscopia virtual por TC é uma técnica não invasiva que cria uma reconstrução tridimensional do interior da traqueia e dos brônquios principais. A broncoscopia rígida é geralmente bem sucedida na remoção do instrumento dentário sob anestesia geral.

Devido à anatomia dos brônquios, é mais provável que o instrumento ou corpo estranho fique alojado no brônquio principal direito. [108] Num estudo de Haliloglu *et al,*[109] de sete doentes com aspiração de corpo estranho, a broncoscopia virtual por TC e a broncoscopia convencional revelaram que a localização do corpo estranho se situava nos brônquios principais direito (quatro doentes) ou esquerdo (dois doentes) ou, num doente, no brônquio do lobo inferior.

<u>Ingestão</u>

A ingestão de instrumentos dentários pode ter consequências graves, incluindo infeção e obstrução gastrointestinal.[110] Além disso, os corpos estranhos esofágicos, especialmente os pontiagudos, podem eventualmente corroer a fina parede esofágica e levar a complicações mortais. Por vezes, as próteses parciais são engolidas acidentalmente e ficam alojadas no esófago, onde os braços do fecho podem rasgar a parede do esófago quando são retiradas.

<u>Prevenção</u>

A prevenção da ingestão e da aspiração é a melhor abordagem.[111] Os instrumentos pequenos, como chaves de fendas e alfinetes paralelos, devem ser atados com fio dental antes de serem introduzidos na boca, para simplificar a sua extração, se necessário. Além disso, pode por vezes ser utilizado um pedaço grande de gaze ou uma esponja para proteger as vias respiratórias.

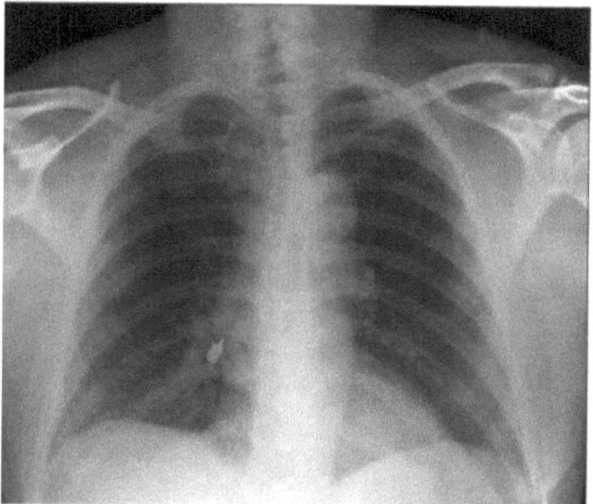

Radiografia do tórax mostrando um hex driver inalado

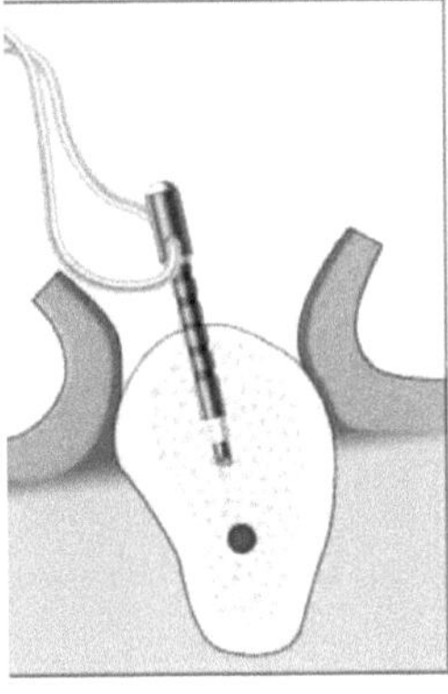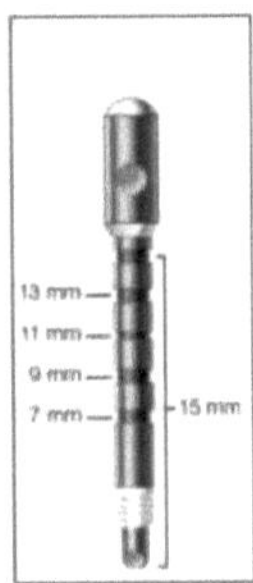

Amarrar os componentes com fio dental antes da sua utilização na boca evita que sejam inalados ou aspirados.

Conclusão

- O reconhecimento precoce dos factores de alto risco e a localização dos corpos estranhos engolidos durante qualquer procedimento cirúrgico ou não cirúrgico relacionado com a cavidade oral são a chave para evitar efeitos catastróficos

- Deve ser efectuada uma monitorização atenta dos sinais e sintomas clínicos até que o corpo estranho aspirado/ingerido seja excretado ou removido

- A utilização de medidas preventivas, tais como diques de borracha, telas de gaze para a garganta ou ligaduras de fio dental, é uma norma de cuidados indispensável para a segurança dos pacientes em vários consultórios dentários contemporâneos

- O objetivo de todas as defesas é praticar dentro dos padrões de cuidados aceites e dentro das capacidades de cada um

- Os dentistas devem estar sempre atentos a um protocolo não só de prevenção mas também de gestão destes casos iatrogénicos.

A dor e o inchaço sentidos pelos pacientes após a colocação cirúrgica de implantes dentários são ligeiros e diminuem gradualmente com o tempo. Geralmente, a dor atinge o seu máximo 1 dia após a cirurgia e a inflamação, 48 horas após a cirurgia. O paciente deve esperar limitar as suas actividades diárias, especialmente nos primeiros 3 dias após a cirurgia. [112]

No entanto, na perspetiva do paciente, a colocação de implantes é um dos procedimentos mais stressantes e ansiogénicos em medicina dentária. [113] Por conseguinte, devem ser aplicados protocolos cirúrgicos minimamente invasivos sempre que possível para reduzir a dor e a ansiedade do paciente e aumentar a taxa de aceitação do tratamento.

Factores que influenciam o nível de dor após a colocação de implantes dentários

Técnicas de retalho

Técnica sem retalho

Um estudo de Fortin *et al*[114] comparou a dor pós-operatória sentida após a colocação de implantes utilizando dois protocolos cirúrgicos diferentes: um protocolo sem retalho utilizando um sistema guiado por imagem com um modelo cirúrgico e um procedimento de retalho aberto. O estudo concluiu que os pacientes sentiram uma dor menos intensa durante um período de tempo mais curto após o procedimento sem retalho. A dor após o protocolo sem retalho é minimizada pela diminuição do edema ou hematoma pós-operatório.

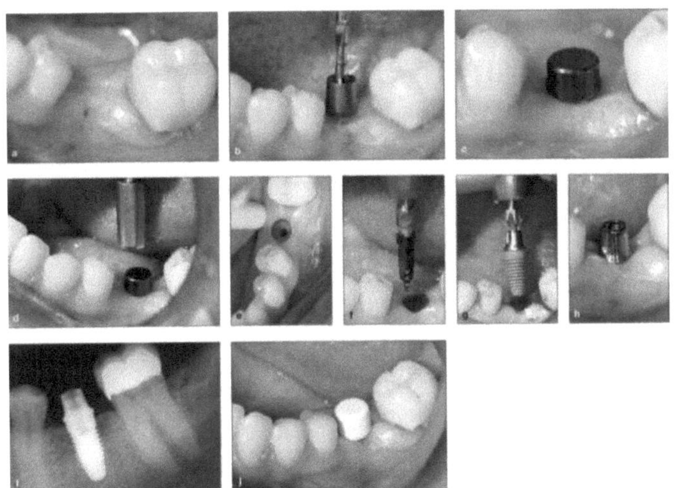

(a) Local edêntulo que apresenta largura suficiente do rebordo alveolar e qualidade e quantidade adequadas de tecido mole. O local é um candidato ao protocolo de inserção sem retalho. (b) É criado um orifício piloto. (c) A guia de punção de tecido é colocada. (d e e) Utiliza-se um punção de tecido rotativo para remover o tecido mole no local pretendido para o implante. (f) A osteotomia é alargada até à profundidade e diâmetro pretendidos. (g a i) O implante é colocado à profundidade pretendida, tal como confirmado na radiografia pós-operatória. (j) A fotografia pós-operatória de uma semana demonstra a ausência de inchaço. O doente não referiu qualquer desconforto no pós-operatório.

<u>Técnica de retalho aberto</u>

A técnica de retalho aberto é necessária nalguns casos porque permite ao médico um acesso e uma visualização mais claros do campo cirúrgico. Também permite ao médico manipular o tecido mole para uma posição desejável após a colocação do implante. Ao utilizar esta técnica, as incisões precisas, o periósteo refletido intacto, a manipulação atraumática dos tecidos moles e a técnica de sutura adequada minimizam o inchaço e a dor pós-operatórios. A manipulação incorrecta dos tecidos moles pode levar à abertura da linha de incisão e à subsequente cicatrização por segunda intenção, ou ao encerramento da ferida por granulação dos tecidos. Este tipo de cicatrização é normalmente acompanhado de maior desconforto do que a cicatrização por intenção primária.

<u>Manipulação de tecidos duros</u>

A dor pode surgir devido a um manuseamento incorreto do osso. O sobreaquecimento do osso durante a perfuração, a compressão excessiva do osso durante a colocação do implante e a pressão excessiva durante a perfuração são três factores que podem contribuir para a dor pós-operatória. O manuseamento adequado do tecido duro pode reduzir a dor pós-operatória.

<u>Lesões nervosas</u>

A perfuração do teto do canal mandibular durante a preparação da osteotomia ou a inserção do implante na proximidade do canal alveolar inferior pode provocar irritação do nervo alveolar inferior, resultando em dor crónica. O canal não pode ser detectado em radiografias dentárias convencionais, mas as imagens de tomografia computorizada (TC) podem revelar a proximidade do ápice do implante com o canal mandibular. Leckel *et al*[115] utilizaram uma técnica de ressonância magnética (RM) dentária de alta resolução para mostrar o efeito da proximidade cirúrgica do nervo alveolar inferior, medindo a reação vascular do feixe neurovascular no canal mandibular. Não deve ser efectuado qualquer tratamento antes de se obter um exame de TC ou RMN de alta resolução para confirmar a causa da dor, especialmente em casos de colocação de vários implantes, em que é necessário identificar o(s) implante(s) exato(s) que causa(m) a dor ou a reação inflamatória do nervo. Esta prática evitará a realização desnecessária de intervenções como o tratamento endodôntico, a extração de dentes na proximidade da área afetada ou a remoção de um implante.

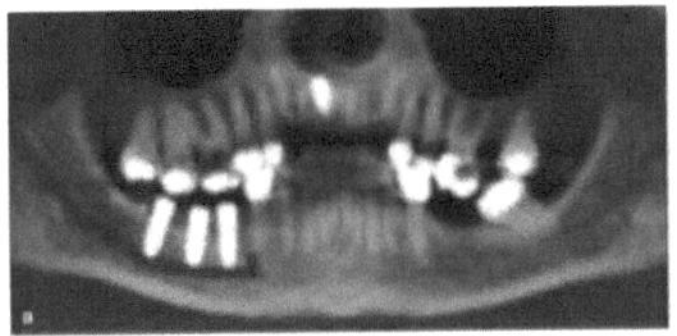 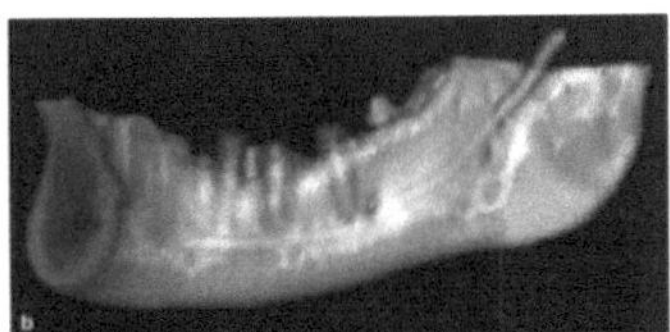

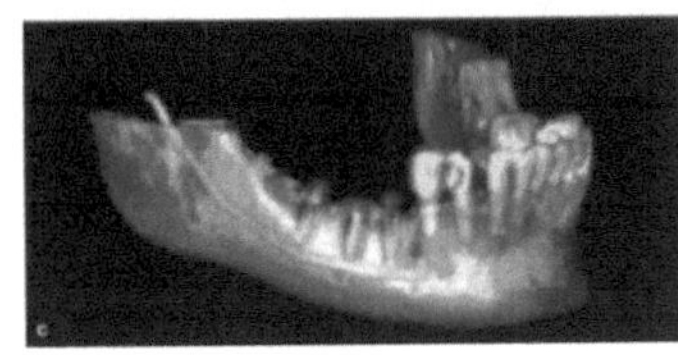

Imagens de TC panorâmicas (a) e tridimensionais (b e c) revelam que os dois implantes distais estão em contacto com o nervo alveolar inferior num paciente que se queixou de dor e parestesia no pós-operatório. As radiografias posteroanteriores ou panorâmicas regulares não conseguiram confirmar a proximidade exacta dos implantes ao nervo alveolar inferior.

Atraso na cicatrização de feridas

Muitos factores desempenham um papel na cicatrização retardada de feridas,[116] incluindo infeção tardia, desenho do retalho, abertura da linha de incisão, má nutrição, envelhecimento, deficiência imunitária e tabagismo. O tratamento imediato destes problemas com antibióticos, revisão cirúrgica, tratamento com oxigénio hiperbárico, dieta e instruções pós-operatórias adequadas pode reduzir a dor pós-cirúrgica.

Inchaço pós-operatório

O inchaço pós-operatório contribui para o aumento da dor. Os cuidados pós-operatórios adequados e a adesão a um protocolo de medicação podem minimizar a dor e o inchaço.

Medicamentos

No pós-operatório, o doente deve iniciar um protocolo de antibióticos para prevenção de infecções e medicamentos anti-inflamatórios como o ibuprofeno e a dexametasona. Os analgésicos de potência suficiente devem ser tomados imediatamente após a cirurgia e podem desempenhar um papel importante no controlo da dor.

Cuidados domiciliários

A adesão do doente no pós-operatório também desempenha um papel importante no controlo da dor pós-operatória. Abster-se de fumar, manter uma boa higiene oral, tomar todos os medicamentos conforme prescrito, aplicar compressas de gelo e seguir uma dieta suave são instruções importantes que devem ser seguidas para uma cicatrização mais rápida e sem intercorrências.

Emoções dos doentes

As emoções do doente, como o stress e a ansiedade, podem exacerbar a experiência de dor pós-operatória. Os medicamentos anti-ansiedade podem ajudar neste aspeto.

Competência do cirurgião

O bom senso e os conhecimentos práticos de um cirurgião experiente são um fator importante para minimizar o desconforto do doente.

Controlo da dor

Anestésicos locais

Os pacientes submetidos a procedimentos de implantes dentários necessitarão de alguma forma de controlo da dor. A dor pós-operatória imediata pode ser controlada com a utilização de anestésicos locais. Para procedimentos mais invasivos, deve ser considerada a utilização do anestésico local bupivacaína com epinefrina 1:200000, uma vez que proporciona uma anestesia prolongada (6 a 12 horas).

Analgésicos

O controlo da dor deve ser específico e deve ser escolhido um agente com o menor número possível de efeitos secundários. Inicialmente, devem ser utilizados agentes analgésicos não opiáceos e, posteriormente, devem ser adicionados agentes opiáceos, conforme necessário. Devem ser utilizadas técnicas operatórias cuidadosas para minimizar o trauma tecidular e, consequentemente, diminuir a dor pós-operatória. Todos os doentes devem sair da consulta de implantes dentários com instruções pós-operatórias escritas que incluam indicações para o controlo da dor.

Analgésicos não opiáceos

Os analgésicos não opiáceos devem ser os fármacos de primeira linha para o controlo da dor pós-operatória porque não têm os efeitos secundários indesejáveis dos opiáceos (por exemplo, obstipação, depressão respiratória e dependência física). Os analgésicos não opióides podem ser de ação central (acetaminofeno) ou periférica (anti-inflamatórios não esteróides [AINEs]). Todos estes agentes conseguem controlar a dor interrompendo a síntese de prostaglandinas que provocam inflamação e dor. Os AINE têm a vantagem adicional de não alterarem a perceção de outras modalidades sensoriais para além da dor.

AINEs

Os AINEs tradicionais não inibem a formação de leucotrienos, que são sintetizados pelas lipooxigenases e contribuem para a inflamação. A acumulação de leucotrienos pode resultar em intolerância aos AINE, que se pode manifestar por broncospasmo, anafilaxia, urticária, erupção cutânea e urticária que não são de natureza autoimune. Se esta reação grave ocorrer, os AINE não devem ser utilizados. Os AINEs mais utilizados incluem o ibuprofeno, o naproxeno, o fenoprofeno, o flurbiprofeno e o cetoprofeno. Todos estes AINEs têm uma eficácia analgésica semelhante e perfis de efeitos secundários semelhantes. Os ácidos enólicos (oxicams), como o meloxicam, demonstram uma seletividade de aproximadamente 10 vezes para a ciclo-oxigenase-2 (COX-2) em estudos ex vivo, embora esta seja algo variável. Esta seletividade da COX-2 traduz-se em menos efeitos secundários GI em dosagens mais baixas (7,5 mg/dia), mas não em dosagens mais elevadas (15 mg/dia). Outro inibidor seletivo da COX-2 é o celecoxib (Celebrex, Pfizer). O celecoxib foi aprovado para a dor dentária pós-extração e, por conseguinte, seria benéfico em procedimentos de implantes dentários.

Tanto os AINEs tradicionais como os selectivos para a COX-2, especialmente quando utilizados em doses elevadas e a longo prazo, inibem a produção renal de prostaglandinas, o que pode levar à deterioração hemodinâmica da função renal ou à nefrite tubulointersticial. O resultado pode ser a retenção de sal e água que pode evoluir para edema e hipertensão. Parece haver pouco efeito sobre a função renal em pacientes com rins livres de doenças, especialmente com uso de curto prazo. Estes efeitos são mais prováveis de ocorrer em doentes com diminuição do fluxo renal em resultado de insuficiência cardíaca congestiva, cirrose, doença renal crónica, hipovolemia, edema e aumento da pressão arterial.

AINEs tradicionais

O ibuprofeno, tal como todos os AINE, controla a dor em doses mais baixas (200 a 400 mg de 6 em 6 horas), mas demonstra atividade anti-inflamatória em doses mais elevadas (600 a 800 mg de 6 em 6 horas). O ibuprofeno é fornecido sob a forma de comprimidos de 200 a 800 mg. Os comprimidos de 200 mg estão disponíveis sem receita médica. O ibuprofeno 600 mg de 6 em 6 horas controla normalmente a maioria das dores dentárias.

AINEs selectivos da COX-2

Os inibidores da COX-2 utilizados clinicamente são designados por coxibes. O celecoxib foi o primeiro destes medicamentos a ser autorizado pela FDA em dezembro de 1998. O rofecoxib e o valdecoxib apresentaram uma maior seletividade da COX-2 do que o celecoxib, mas foram retirados do mercado pela FDA devido ao aumento das complicações cardiovasculares associadas à utilização destes dois agentes. O celecoxib é lipofílico, pelo que se concentra na gordura e atravessa facilmente a barreira hemato-encefálica. Devido a este facto, o celecoxib tem um efeito analgésico central juntamente com um efeito periférico inibidor das prostaglandinas. O celecoxib é bem absorvido, atinge o nível plasmático máximo em 2 a 4 horas, com 97% de ligação às proteínas plasmáticas, e tem uma semi-vida plasmática de 6 a 12 horas. O celecoxib é metabolizado predominantemente pela enzima CYP2C9 e inibe a CYP2D6, que é responsável pela metabolização de aproximadamente 20% de todos os medicamentos. Os metabolizadores fracos podem desenvolver concentrações elevadas de celecoxib, enquanto os metabolizadores rápidos podem ser propensos a interações medicamentosas.

Os AINEs tradicionais são agentes eficazes no tratamento da dor dentária pós-operatória e devem ser considerados a primeira linha de tratamento para os doentes que não apresentem contra-indicações para o uso de AINEs. Os AINEs não devem ser utilizados em doentes com nefropatia, ulceração erosiva do trato gastrointestinal, terapêutica anticoagulante, distúrbios hemorrágicos, história de intolerância ou hipersensibilidade aos AINEs (ou à aspirina) ou doença cardiovascular não controlada. A utilização simultânea de terapia anti-hipertensiva representa uma contraindicação relativa.

Generic name	Adult dosage
Aspirin	325–650 mg every 4 hours
Diflunisal	100 mg initially, then 500 mg two to three times per day
Ibuprofen	200–600 mg every 6 hours
Naproxen sodium	275–550 mg twice daily
Naproxen	375–500 mg twice daily
Fenoprofen	200–600 mg three to four times daily
Ketoprofen	50–75 mg three to four times daily (maximum 300 mg/day)
Flurbiprofen	50–75 mg two to four times daily
Celecoxib	7.5–15 mg once daily
Meloxicam	1,000 mg initially followed by 1,500– 2,000 mg/day
Nabumetone	1,000 mg daily; may increase to 1,000 mg twice daily

O enfisema tecidular pode ser induzido pela introdução inadvertida de ar nos tecidos moles (ou seja, pele ou membranas mucosas) durante procedimentos dentários, particularmente durante a remoção de terceiros molares inferiores. [117] Peças de mão movidas a ar de alta velocidade, seringas de ar-água, dispositivos abrasivos a ar e intubação ou ventilação endotraqueal podem forçar a entrada de ar nos tecidos moles. O ar introduzido num sulco ou numa ferida cirúrgica pode deslocar-se através dos planos fasciais e criar um aumento unilateral da região facial e/ou submandibular. [118]

Bergendal *et al*[119] relataram um caso de enfisema submucoso resultante de um dispositivo abrasivo de pó de ar utilizado para remover cálculos e detritos dos pilares de titânio durante uma consulta de revisão de 6 meses, resultando numa reação clínica aguda com perda óssea à volta dos implantes.

<u>Sintomas</u>

O enfisema tecidular é identificado pelo inchaço que coincide com o tratamento dentário. O início do inchaço é quase imediato, embora possa ser retardado quando a causa é tosse ou espirro, resultando na entrada de ar através de uma ferida oral. A palpação da pele produz normalmente crepitação, uma sensação de estalido, à medida que o ar é empurrado através do tecido. A dor não é uma caraterística típica do enfisema tecidular.

<u>Diagnóstico diferencial</u>

Deve ser excluído o angioedema causado pela utilização de anti-inflamatórios não esteróides ou anestésicos locais, infecções dos tecidos moles e hematomas. Embora muitos casos de enfisema tecidular passem despercebidos, alguns enfisemas podem ter efeitos potencialmente fatais[120] se o ar se deslocar para espaços fasciais mais profundos. As complicações graves incluem mediastinite, comprometimento das vias aéreas, embolia aérea fatal e infecções causadas pela disseminação de microorganismos ao longo dos planos fasciais dissecados pelo ar enfisematoso. O diagnóstico rápido e o tratamento adequado reduzem a incidência de outras complicações.

<u>Prevenção</u>

- Durante os procedimentos cirúrgicos, devem ser utilizadas peças de mão que libertem o ar para fora do campo cirúrgico [121]

• Os retalhos mucoperiósteos não devem estender-se para o aspeto lingual da área do terceiro molar inferior ou para o lado medial do ramo vertical.

• Deve ser evitada a utilização da seringa ar-água em áreas de tecido mole e infecções periodontais.

<u>Gestão</u>

A maioria dos enfisemas tecidulares é ligeira. O tratamento consiste normalmente numa terapêutica antibiótica de largo espetro, devido à possível introdução de bactérias com o ar comprimido, numa terapêutica analgésica ligeira, na tranquilização e na observação. Os doentes devem também ser alertados para evitar espirrar com força, assoar o nariz ou tossir com dificuldade. Os sintomas geralmente desaparecem em 3 a 10 dias; no entanto, é necessário consultar um médico para excluir outras complicações. Se o doente referir qualquer dificuldade respiratória, deve ser imediatamente encaminhado para um hospital para observação atenta e antibióticos intravenosos em doses elevadas.

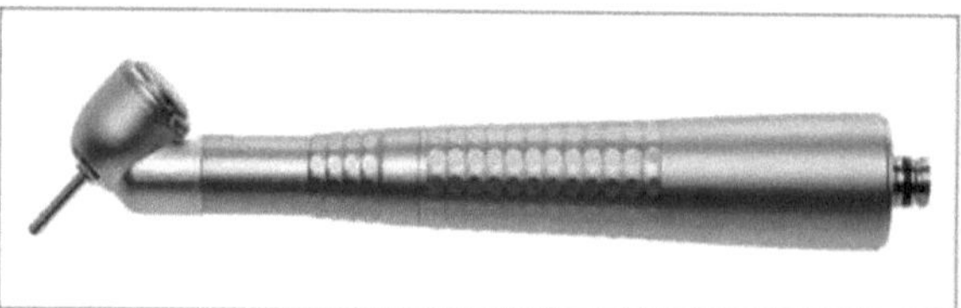

Peça de mão cirúrgica de alta velocidade com exaustão traseira

A perda de crista óssea à volta dos implantes dentários é mais acentuada durante o primeiro ano após a colocação e ocorre por diversas razões. Algumas hipóteses para este fenómeno incluem o trauma cirúrgico, a sobrecarga oclusal, a peri-implantite, a influência do micro gap, a largura biológica, o teste de torque inverso e o módulo da crista do implante. [122,123] Uma perda óssea severa da crista pode resultar no fracasso do implante.

Uma variedade de factores contribui para a perda óssea precoce em redor dos implantes, e pode ser difícil determinar a causa exacta. Deve suspeitar-se de necrose por compressão quando os implantes foram colocados em osso denso sem batimento e quando não estão presentes outros factores sistémicos ou locais.

Um binário de inserção excessivo pode levar a uma osteointegração ineficaz devido à compressão do osso para além da sua tolerância fisiológica, resultando em isquemia e subsequente necrose. A região da crista à volta de um implante é geralmente constituída por osso cortical denso e é a mais suscetível à necrose óssea devido ao seu fornecimento mínimo de sangue. A necrose óssea devida a forças de compressão excessivas durante a inserção surge normalmente no primeiro mês após a colocação. A histologia da área em redor de um implante falhado devido a compressão necrótica revelará sequestros ósseos não viáveis com colonização bacteriana e tecido de granulação subagudamente inflamado.

<u>Determinação do nível ótimo de binário</u>

A estabilidade primária do implante é um fator crítico na obtenção da osseointegração e na sobrevivência de um implante. A densidade óssea, o volume ósseo e as técnicas de perfuração e inserção influenciam a estabilidade primária. Um torque inicial de aproximadamente 20 Ncm é geralmente adequado para alcançar a osseointegração se todos os outros factores de cicatrização forem cumpridos, incluindo um período de cicatrização adequado, uma técnica cirúrgica de baixo trauma, uma ausência de micromovimento durante a cicatrização, uma preparação precisa da osteotomia e uma superfície do implante não contaminada por materiais orgânicos ou inorgânicos. No entanto, quando é seguido um protocolo de carga imediata, o torque inicial deve ser aumentado para suportar o micromovimento e o stress aplicado ao implante pela prótese provisória imediata nas fases iniciais críticas após a colocação.[124,125] É geralmente aceite na literatura um torque de inserção ótimo de aproximadamente 35 a 45 Ncm para implantes com carga imediata.

Mesmo quando a carga imediata não está planeada, recomenda-se um torque inicial superior a 20 Ncm para reduzir o período de cicatrização e aumentar a probabilidade de osseointegração.

Métodos para atingir o nível ótimo de binário

Osso de alta densidade

Em osso de alta densidade (tipo 1 ou 2), exceder o torque ótimo de 35 a 45 Ncm pode causar necrose óssea e perda de estabilidade do implante. Os locais constituídos por osso denso parecem estar em maior risco de necrose por compressão.

É importante utilizar a série completa de brocas recomendadas pelo fabricante do implante aquando da preparação da osteotomia. Além disso, são necessárias brocas especiais, como brocas de roscar ou formadores de rosca, em osso denso. A broca de roscar deve ser utilizada de forma incremental para formar as roscas no local da osteotomia. É de salientar que, se o cirurgião não tiver cuidado, pode fazer demasiados movimentos de entrada e saída durante a perfuração em osso de alta densidade, resultando num implante solto.

Osso de baixa densidade

Em osso de baixa densidade (tipo 3 ou 4), as técnicas disponíveis para facilitar a estabilidade inicial incluem: Omitir a última ou as duas últimas brocas na sequência de perfuração Não utilizar a broca de rosca Utilizar osteótomos (em certos casos com osso tipo 4 de má qualidade) para condensar o osso lateralmente em vez de remover o osso do local da osteotomia.

Sugestão clínica

Embora a colocação do implante com uma peça de mão seja uma prática aceitável e comum, o autor recomenda que o clínico mude para uma catraca manual quando o implante estiver um pouco aquém da sua posição definitiva (3 a 4 mm), de modo a ter um melhor controlo sobre o nível de torque e a posição apicocoronal em relação ao nível da crista óssea.

Previsão e medição da estabilidade dos implantes

Os parâmetros de qualidade óssea e de estabilidade do implante estão correlacionados, permitindo ao médico prever o nível de estabilidade primária antes da cirurgia. Quando a qualidade do osso é fraca, o plano de tratamento pode ser modificado em conformidade.

Seguem-se métodos de medição da estabilidade do implante após a colocação do implante:

Avaliação subjectiva. [125]

Análise de frequência de ressonância (RFA). [126] Neste método, a rigidez da interface osso-implante é calculada a partir de uma frequência de ressonância em reação às oscilações aplicadas ao sistema osso-implante pelo SmartPeg, que se fixa ao implante. Quanto mais estável for o implante, maior será a frequência.

Torque de inserção. Este método regista o binário necessário para colocar o implante e fornece informações valiosas sobre a qualidade do osso local.

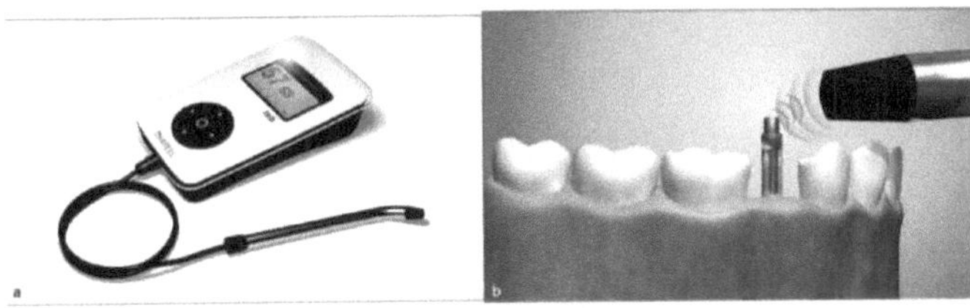

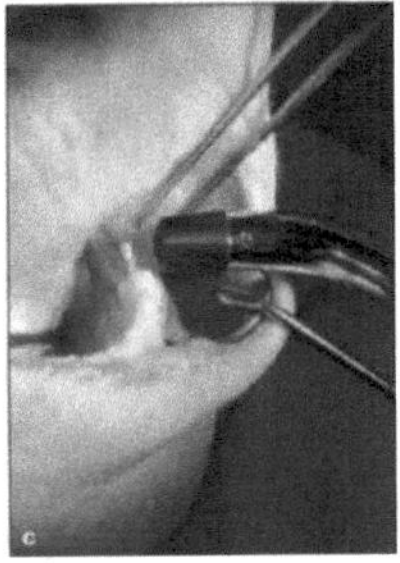

(a) Máquina de análise da frequência de ressonância. (b e c) O SmartPeg liga-se ao implante e cria oscilações; a rigidez da interface implante-osso é determinada através da medição da frequência de ressonância resultante.

ESTABILIDADE INICIAL INADEQUADA DO IMPLANTE

A sobrevivência dos implantes dentários tem sido associada à estabilidade primária.

A estabilidade do implante foi reconhecida como um dos factores mais importantes e úteis quando se trata de prever a ancoragem do implante.

A estabilidade primária do implante é definida como a estabilidade biomecânica aquando da inserção do implante, sendo influenciada por vários factores, tais como: a quantidade e a qualidade do osso, o desenho geométrico do implante, a técnica cirúrgica e o torque de inserção. A partir desta estabilidade, desenvolve-se novo osso à volta da superfície do implante, constituindo uma fixação biológica denominada estabilidade secundária do implante. [127,128]

A estabilidade primária também é definida como a capacidade de suportar cargas axiais, laterais e rotacionais e depende da ancoragem dos implantes no osso.

Para a avaliação da estabilidade primária in vivo, o torque de inserção (IT) e a análise da frequência de ressonância (RFA) são métodos bem estabelecidos. [129]

Torque de inserção inadequado

Foi referido que a técnica de perfuração pode ter um efeito positivo na estabilidade primária

A colocação de implantes com pouco torque pode ser um fator de falha do implante. Os implantes soltos estão sujeitos a movimento durante o período de cicatrização, o que interfere com a osseointegração. Existem algumas razões pelas quais os implantes podem não ter estabilidade primária, incluindo:

* Preparação excessiva do local com movimentos excessivos de entrada e saída durante a perfuração

* Utilização de brocas para ossos densos ou brocas de roscar em ossos de baixa densidade

* Seguir um trajeto elíptico ou impreciso durante a perfuração

Prevenção

A perfuração conservadora da osteotomia é essencial para evitar uma estabilidade inicial inadequada.

No osso de tipo 1, por exemplo, devem ser utilizadas todas as brocas, incluindo a broca de roscar.

No osso de tipo 2, a broca de roscar não é, na maioria das vezes, necessária.

No osso de tipo 3, a osteotomia deve ser um pouco mais estreita do que o diâmetro do implante para uma boa estabilidade inicial.

No osso de tipo 4, a osteotomia deve ser efectuada com osteótomos (após a utilização da broca piloto) para condensar o osso lateralmente, em vez de o remover com brocas.

<u>Gestão</u>

Os implantes soltos devem ser removidos e substituídos por um implante mais largo ou mais comprido, se existir osso e espaço suficientes. Se não houver osso suficiente disponível, o local da osteotomia deve ser abandonado em vez de um local mais adequado. Isto é normalmente possível em arcadas totalmente edêntulas ou em áreas edêntulas de grande extensão. Se a manutenção do local original for crucial para o plano de tratamento, o local da osteotomia deve ser enxertado e pode ser colocado um implante no mesmo local 3 a 4 meses mais tarde.

O teste de torque reverso (RTT) tem sido considerado benéfico na cirurgia de fase II como uma verificação clínica definitiva da integração inicial ou "adequação" da interface implante-osso. Dado o potencial de perda precoce da crista óssea e de falha precoce do implante em resultado deste teste, especialmente em tipos de osso menos densos, o RTT não é aconselhável para avaliar as interfaces osso-implante cicatrizadas.

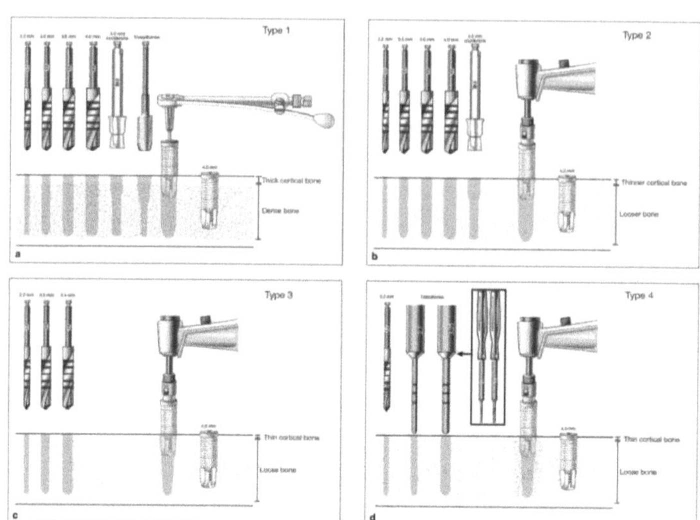

(a a d) A sequência recomendada para alargàr a osteotomia do implante nos quatro tipos de densidade óssea para obter uma estabilidade inicial óptima. São necessárias mais brocas para osso mais denso, e recomenda-se uma perfuração mínima para osso de tipo 4, com preferência pela utilização de osteótomos.

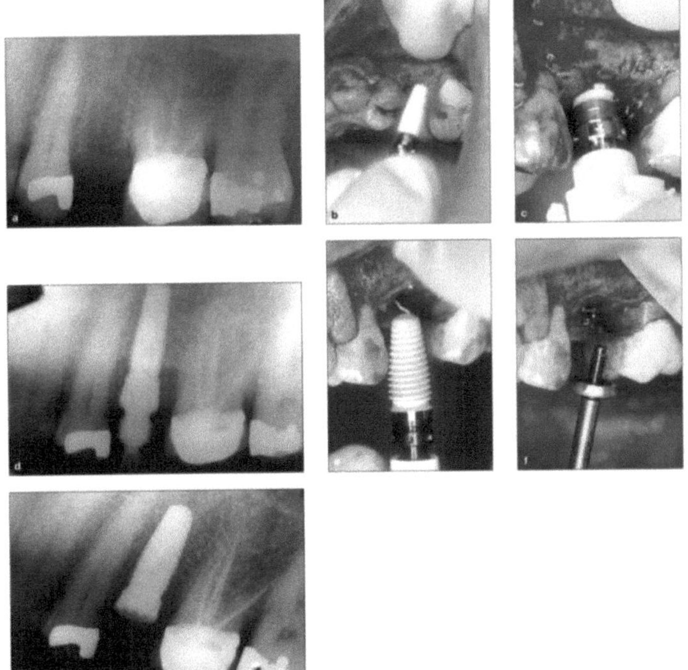

(a a d) A colocação de um implante de 4,3 mm com um torque inicial insatisfatório. (e a

g) Foi removido e, sem qualquer perfuração adicional, substituído por um implante de 5,0

mm com estabilidade inicial satisfatória.

Técnica de controlo do binário e da profundidade Al-Faraje

Para evitar a necrose de compressão devido a uma estabilidade inicial excessiva em osso denso e para evitar implantes instáveis em osso de baixa densidade, foi desenvolvida uma técnica para obter o binário ideal para a estabilidade do implante (35 a 45 Ncm) com a posição correta da plataforma do implante em relação ao osso da crista.

O primeiro passo para alcançar uma estabilidade inicial elevada, especialmente em osso de baixa densidade, é renunciar à utilização da sequência de perfuração completa recomendada pelo fabricante. Em vez disso, o médico deve parar antes da broca de rosca no osso tipo 2 e antes da broca final no osso tipo 3. Por exemplo, se a sequência de perfuração exigir cinco perfurações para colocar um implante de 4,0 mm de diâmetro em osso de tipo 1 (2,2, 3,0, 3,6 e 4,0 mm, mais a broca de rosca), em osso de qualidade inferior (ou seja, densidade óssea de tipo 3), o médico deve renunciar às últimas uma a três perfurações, tentando assentar o implante após a utilização da broca de 3,6 mm ou mesmo da broca de 3,0 mm. Ao fazê-lo, o implante ficará muito apertado na osteotomia aquando do assentamento e a peça de mão não conseguirá assentar o implante até à profundidade definitiva.

Nesta altura, o médico deve mudar para a chave de catraca para o assentamento final do implante. Utilizando o punho maior da catraca, o médico deve forçar o implante mais para dentro da osteotomia, recuá-lo e, em seguida, utilizar o punho mais pequeno da catraca para o torcer até que o implante não se possa mover mais ou até atingir 45 Ncm. Se o implante ainda estiver pouco profundo, os passos acima podem ser repetidos até que o implante esteja completamente assente com uma boa estabilidade primária.

<u>Orientações para a aplicação da técnica</u>

• Esta técnica não deve ser utilizada em osso tipo 1 ou tipo 4. No osso tipo 1, devem ser utilizadas todas as brocas mais a broca de roscar para colocar o implante. No osso de tipo 4, o médico deve utilizar maioritariamente osteótomos para colocar o implante. A técnica descrita acima é para osso de tipo 2 e tipo 3 no intervalo de 300 a 700 unidades Hounsfield.

• Esta técnica não deve ser utilizada com implantes hexagonais internos de diâmetro estreito (< 4 mm).

• Esta técnica não deve ser repetida mais de três a quatro vezes, porque o metal pode atingir a sua curva de fadiga e pode ocorrer uma fratura do colo do implante. Se o implante estiver sujeito a forças de torque elevadas e ainda estiver muito acima do nível da crista óssea, deve ser removido e a osteotomia deve ser alargada com brocas.

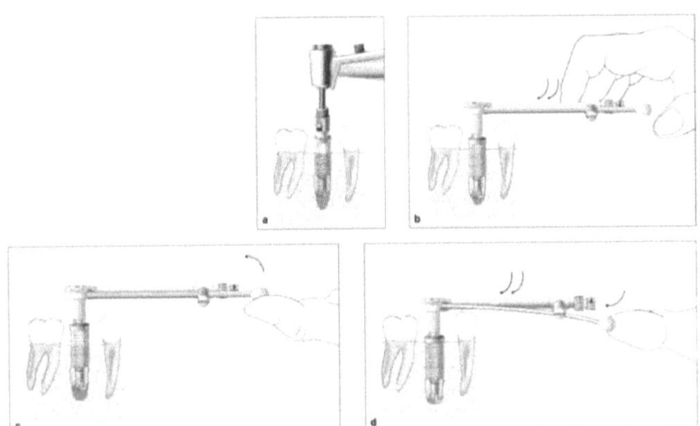

(a) Quando se saltam as últimas uma a três brocas durante a perfuração do local da osteotomia, o implante fica inicialmente assente acima do nível da crista óssea, um pouco mais alto do que o ideal. (b) O médico deve mudar da peça de mão para uma catraca manual e, utilizando a pega grande da catraca, forçar o implante para um nível mais profundo. O torque no implante pode exceder 50 a 60 Ncm. (c) Nesta altura, o médico deve recuar ligeiramente o implante para aliviar a pressão. (d) Em seguida, utilizando a pega mais pequena do roquete, o implante deve ser assente até o binário atingir 45 Ncm. Esta técnica permite que o implante seja assente um pouco mais profundamente do que a peça de mão inicialmente permitia e com um bom torque. Os passos apresentados em b e c podem ser repetidos três a quatro vezes se se pretender uma colocação mais profunda.

AFROUXAMENTO DO PARAFUSO E FRACTURA DO PARAFUSO E FALHA DO CIMENTO

O afrouxamento do parafuso é uma complicação comummente observada nos implantes

Muitos estudos clínicos retrospectivos relataram uma elevada incidência de afrouxamento e/ou fratura de parafusos associada aos sistemas de implantes hexagonais externos de duas fases. Foram registadas complicações com parafusos em aplicações totalmente edêntulas e parcialmente edêntulas, bem como em substituições de implantes de um único dente.

O afrouxamento do parafuso do pilar demonstrou ser a complicação protética mais comum dos implantes dentários, representando até 33% de todos os problemas protéticos pós-implantação. [130] A incidência de afrouxamento do parafuso com coroas de implantes unitários foi registada em 59,6% nos 15 anos seguintes à colocação. [131] O afrouxamento do parafuso pode causar muitas complicações que contribuem para a perda da crista óssea, fratura do parafuso, fratura do implante ou falha do implante. Embora o afrouxamento de parafusos possa ocorrer em qualquer área da cavidade oral, os estudos demonstraram que a esmagadora maioria dos parafusos afrouxados ocorre nas áreas molares maxilares e mandibulares (~63%) e com restaurações de coroas de implantes unitárias (~75%). [132]

As forças biomecânicas são um fator etiológico importante no que diz respeito ao afrouxamento dos parafusos. Quando um parafuso é apertado (binário), alonga-se, o que produz tensão ou pré-carga na articulação do parafuso. A pré-carga exerce uma força que deixa a articulação do parafuso em compressão e promove um efeito de mola. A pré-carga aplicada também tem uma recuperação elástica associada que é transferida para o pilar e o implante, puxando-os em conjunto e criando uma força de aperto (ou seja, igual em magnitude ao alongamento e à recuperação elástica).

Para que um parafuso permaneça apertado, a força de aperto deve ser maior do que as forças de separação. Na maioria das vezes, estas forças de separação assumem a forma de forças externas que actuam sobre a articulação do parafuso. Embora estas forças sejam designadas por forças de separação da articulação, são as mesmas forças que colocam o implante em risco de falha do implante, perda de crista óssea e fratura do componente. Quando as forças externas de separação da articulação são maiores do que a força que mantém os parafusos unidos (a força de fixação), o parafuso solta-se. Estas forças externas podem resultar de muitos factores, incluindo parafunção, altura excessiva da coroa, dinâmica mastigatória, posição da prótese na arcada dentária e dentição oposta. Para além disso, as condições que ampliam ou aumentam as forças externas incluem cantilevers, cargas angulares e designs oclusais deficientes.

Sabe-se que o comportamento dinâmico afecta o afrouxamento do parafuso do pilar em muitas aplicações de engenharia. A análise dinâmica não linear é uma ferramenta eficaz para prever o afrouxamento dos implantes dentários sob uma carga de impacto e tem o potencial de prever o grau de estabilidade das próteses dentárias, tais como implantes dentários, coroas e pontes. Por outras palavras, a otimização dos implantes dentários de acordo com uma variedade de desenhos requer uma simulação precisa da folga do implante dentário envolvido.

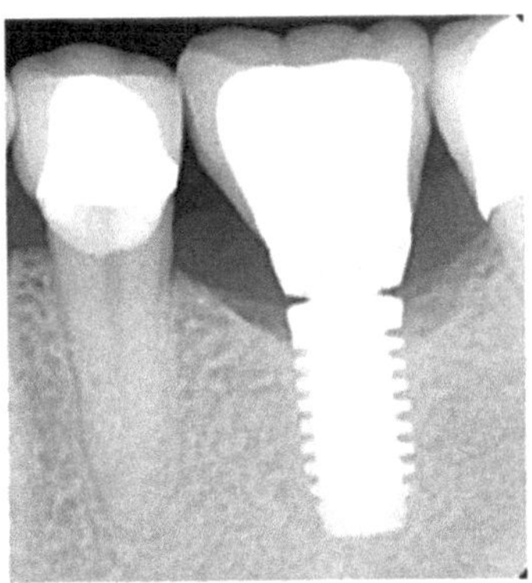

O risco de afrouxamento do parafuso é maior nas coroas de um único implante, mais frequentemente devido à força biomecânica. Um parafuso solto pode levar ao fracasso da prótese e a doenças peri-implantares se não for corrigido.

<u>Causas de complicações dos parafusos</u>

A estabilidade da união aparafusada envolve uma série de factores críticos, sendo três dos mais importantes

1) pré-carga adequada,

2) a precisão do ajuste dos componentes do implante e

3) as caraterísticas anti-rotativas básicas da interface implante-pilar.

A aplicação do binário correto a um parafuso de implante traduz-se numa pré-carga que mantém os componentes unidos. Com um sistema de acoplamento de parafuso hexagonal externo, a pré-carga é a única força que irá resistir às forças oclusais funcionais do paciente, de modo a evitar que o pilar se separe do implante. Se a pré-carga for excedida pela força oclusal, e especialmente se o mecanismo de encaixe não tiver uma caraterística anti-rotativa precisa, os parafusos soltar-se-ão. Mesmo quando está presente uma caraterística anti-rotativa, podem surgir problemas quando as tolerâncias de maquinação das peças de encaixe permitem movimentos rotativos. A liberdade de maquinação entre as superfícies de contacto de uma "junta deslizante", como o hexágono externo, resulta em vibração e micro-movimento durante a carga funcional, resultando numa perda de pré-carga até ocorrer a falha da junta do parafuso. Este problema é agravado quando não são utilizados accionadores de binário mecânicos para apertar os parafusos, uma vez que mesmo os clínicos experientes apertam menos de 30 a 50%. Em contraste com o conceito de encaixe de parafuso e hexágono externo, o cone Morse da interface pilar-implante do sistema ITI proporciona um aperto mecânico por fricção com rotação zero verdadeira. Além disso, com a conexão de parafuso cónico, o momento de afrouxamento é 1020% superior ao momento de aperto, enquanto que com o design só de parafuso, o momento de afrouxamento é aproximadamente 10% inferior ao momento de aperto.

O ajuste exato dos componentes de encaixe é muito importante quando se considera o afrouxamento do parafuso <u>Fratura do parafuso</u>

A fratura do parafuso da prótese foi registada tanto em próteses fixas parciais como em próteses fixas completas, com uma incidência média de 4% e uma variação de 0% a 19%. Os parafusos do pilar são normalmente de maior diâmetro e, por isso, fracturam com menos frequência, com uma incidência média de 2% e um intervalo de 0,2% a 8%. As fracturas da estrutura metálica também foram registadas numa média de 3% das restaurações fixas completas e sobredentaduras, com uma variação de 0% a 27%.

As duas principais causas de fratura de implantes são a sobrecarga biomecânica e a perda óssea vertical peri-implantar. [175] O risco de fratura do implante aumenta várias vezes quando a perda óssea vertical é suficientemente grave para coincidir com o limite apical do parafuso. [176] As fracturas de implantes também podem ser atribuídas a falhas nos desenhos e no fabrico do próprio implante[177] O afrouxamento recorrente e despercebido do parafuso é um fator de risco para a fratura de implantes dentários, o que indica uma alteração no desenho da prótese.

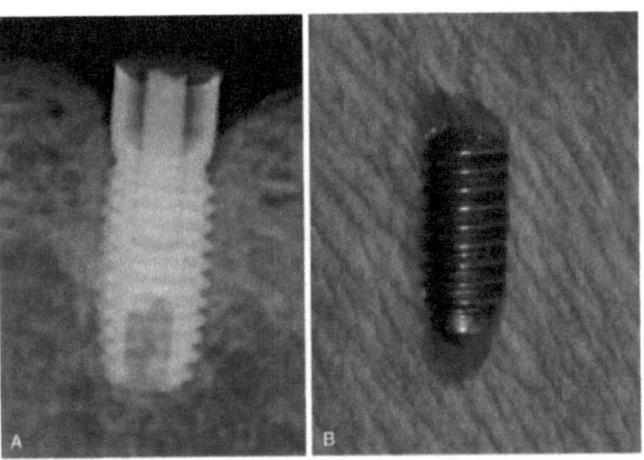

Fratura do parafuso. (A) Parafuso da prótese fracturado, o que dificulta a sua remoção.
(B) Parafuso recuperado fracturado.

A fratura mais frequentemente encontrada é a da cabeça hexagonal afastada do corpo principal do parafuso. [178] Quando um parafuso está solto, está mais sujeito a uma carga lateral excessiva. A fratura do parafuso do pilar do implante pode ser um contratempo grave, uma vez que o fragmento remanescente no interior do implante compromete o funcionamento eficaz do implante. [179] Quando os doentes usam uma prótese suportada por implantes (fixa ou amovível), há uma diminuição das forças oclusais que varia entre 200 e 300 N.[180] A falha dos pilares dos implantes ocorre quando as forças laterais excedem 370 N para os pilares com uma profundidade de articulação de, pelo menos, 2,1 mm e 530 N com uma profundidade de articulação de, pelo menos, 5,5 mm. [181]

Falha do cimento

A falha do cimento é uma consequência da sobrecarga biomecânica, que normalmente afecta a fixação da prótese e pode ser tratada através de um procedimento de re-cimentação. [182] Com os avanços na ciência dos materiais, particularmente no que respeita aos agentes de cimentação, a incidência de descimentação reduziu-se significativamente. [183] No entanto, deve ser seguido um planeamento cuidadoso do tratamento e critérios clínicos para evitar tais incidências.

Quando existe uma ligação rígida entre o implante osseointegrado e a estrutura fixa subsequente, as tensões são induzidas em todos os componentes da estrutura. [184] A carga funcional adicional produz tensões suplementares, que afectam o conjunto osso-implante-prótese.[185] Por conseguinte, deve ser efectuada uma prótese que não comprometa a resistência do tratamento. [186] Por conseguinte, a adaptação passiva da estrutura tem sido defendida como um requisito para o sucesso da osteointegração a longo prazo do implante com o osso circundante. [187]

O problema da fratura da estrutura é alegadamente exagerado em maxilares parcialmente edêntulos, porque a interface implante-pilar e o parafuso de retenção do pilar estão expostos a cargas de flexão lateral, inclinação e alongamento mais elevadas, em comparação com os implantes esplintados bilateralmente num maxilar completamente edêntulo. O comprimento da barra fundida ou do vão da estrutura é diretamente proporcional à distorção relacionada com a construção,[188] que pode ser agravada pela colocação não paralela de implantes dentários.

Para corrigir o desajuste grosseiro da relação pilar-superestrutura, recomenda-se o corte da estrutura ou da barra e a posterior junção das secções por soldadura ou solda, mas ambas as técnicas podem prejudicar ainda mais o ajuste original. [189] Uma vez que os métodos de correção conduzem geralmente a um desajuste, para evitar a necessidade de tais correcções, recomenda-se que sejam feitos esforços para melhorar o ajuste original/inicial das estruturas fundidas. [190] Os factores que influenciam a precisão do ajuste inicial da estrutura incluem o material de moldagem, a técnica de moldagem e a estabilidade posicional dos pilares de transferência. As abordagens refinadas e os procedimentos protéticos pormenorizados e precisos continuam a ser um requisito para conseguir uma adaptação passiva com uma superestrutura suportada por implantes.

FRACTURA DE IMPLANTE

A fratura de implantes dentários é um fenómeno raro com resultados clínicos graves. A fratura do implante pode ocorrer no intra-operatório ou após a entrega da prótese.

As fracturas de implantes constituem falhas claras dos implantes e, na maioria dos casos, requerem a sua remoção.

As causas das fracturas de implantes podem ser agrupadas em três categorias: 1) falhas que estão relacionadas com o material e desenho do implante; 2) ausência de encaixe entre o implante e a coroa e, 3) hábitos parafuncionais (ex. bruxismo)

Para fins de diagnóstico, Sánchez-Pérez et al. agruparam os factores de risco de fratura em três categorias principais: factores relacionados com o paciente, factores relacionados com o implante e factores relacionados com a prótese. "Os factores relacionados com o paciente incluem profundidade de bolsa de 5 ou mais milímetros; perda óssea; e sobrecarga (bruxismo). "Os factores relacionados com o implante incluem um diâmetro inferior a 4 milímetros, uma taxa coroa/implante superior a 1 e o desenho do implante. "Os factores protéticos incluem o afrouxamento ou a torção dos parafusos protéticos, cantilevers e fracturas de cerâmica. Na presença de mais de três factores que pertençam a uma ou mais destas categorias, o risco de fracturas é elevado. [131]

Foram sugeridos vários factores como possíveis causas para as fracturas de implantes dentários. Estes incluem:

1. <u>Defeitos de conceção ou de produção.</u> Em diferentes análises de implantes fracturados, Balshi e Piattelli *et al* concluíram que os defeitos de conceção e de produção do fabricante são as razões menos prováveis para a fratura do implante. [134]

2. <u>Encaixe inadequado da superestrutura.</u> A superestrutura deve ser assente de forma passiva, caso contrário cria forças indesejáveis. Um ajuste não passivo da superestrutura pode produzir tensão entre o implante e a superestrutura, prejudicando assim a estabilidade do implante. Pode também provocar a fratura dos implantes de ancoragem que suportam a maior parte da carga mastigatória. Além disso, se não for alcançada uma rigidez suficiente, a unidade de ancoragem mais próxima da carga suportará a maior parte da carga. [135]

3. <u>Factores de carga.</u> Estes factores estão relacionados com as forças oclusais (magnitude e direção) e as forças de suporte do implante.

a. Implantes em linha - dois implantes, ou uma combinação de um dente natural e um implante, estão dispostos em linha reta. Esta geometria permite a ocorrência de flexão como resultado de componentes oclusais laterais, o que pode levar à fratura de um implante.

b. Alavancagem - as forças geradas na posição de contacto oclusal podem ser ampliadas a um grau considerável na secção transversal do implante com a crista alveolar. Este fenómeno pode ocorrer se existir um braço de alavanca entre a posição de contacto forçado e a posição de apoio. [136]

4. <u>Bruxismo ou forças oclusais pesadas.</u> Um hábito oclusal parafuncional pode contribuir para a sobrecarga potencial, uma vez que a magnitude, duração, frequência e direção da carga são aumentadas por essa atividade. O desgaste excessivo e um historial de fratura dos dentes naturais ou do material de revestimento são considerados sinais de carga funcional excessiva. [133]

5. <u>Conceção da superestrutura.</u> O tipo de restauração pode influenciar a carga e o stress que são transmitidos ao implante. Um implante que suporta uma ponte, por exemplo, tem uma menor tendência para fraturar do que um implante que suporta uma prótese removível. [137] As pontes do tipo cantilever tendem a fraturar mais frequentemente do que as pontes de conceção "convencional". [138]

6. <u>Localização do implante.</u> Piattelli *et al afirmaram* que os implantes na parte posterior da mandíbula são mais propensos a fracturas. Rangert *et al*[136] demonstraram que os implantes localizados nas regiões posteriores apresentavam um risco acrescido de sobrecarga. Uma análise multicêntrica de implantes ITI utilizados para substituições de dentes unitários também revelou fracturas apenas na região molar, predominantemente na área do primeiro molar inferior. Nesta área, o nível de carga é elevado, e o movimento bucolingual da mandíbula e a orientação das cúspides geram forças excessivas dirigidas lateralmente. No seu estudo, todas as fracturas de um único dente ocorreram na parte posterior da mandíbula. Ao todo, 90% das fraturas envolveram a região do primeiro pré-molar ou mais posteriormente. [133]

7. <u>Tamanho do implante (diâmetro).</u> Os implantes de pequeno diâmetro tendem a fraturar mais facilmente do que os grandes, especialmente quando colocados numa localização

posterior. De acordo com Siddiqui e Caudill,[135] um implante de 5 mm de diâmetro é três vezes mais forte do que um implante de 3,75 mm, e um implante de 6 mm de diâmetro é seis vezes mais forte do que um implante de 3,75 mm. Outra vantagem dos implantes mais largos é o facto de serem biomecanicamente mais adequados para a substituição de dentes posteriores maiores.

8. <u>Fadiga do metal.</u> De acordo com Morgan *et al.*[139] e Linkow *et al.*[140] , a maioria das fracturas durante o carregamento deveu-se à fadiga do metal e não à sobrecarga. Pensa-se que as elevadas tensões locais necessárias para a iniciação e propagação de fissuras resultam de três condições:

• Reabsorção óssea peri-implantar - isto leva a tensões de flexão mais elevadas.

• Alterações na secção transversal do implante - quando a perda óssea atinge um nível correspondente à extremidade do parafuso do pilar, o implante é convertido de um cilindro compósito sólido para um tubo (sem o parafuso central). Consequentemente, a resistência à flexão é reduzida nesta região e as tensões de flexão e axiais tornam-se muito maiores.

• Concentração de tensões - o canto agudo da raiz de uma rosca cria uma área de concentração de tensões significativa, proporcionando um local ideal para o início de fissuras. As fissuras que se propagam a partir do local de tensão máxima podem resultar numa falha súbita.

9. <u>Reabsorção óssea à volta do implante.</u> Em muitos casos, esta reabsorção foi encontrada antes da fratura do implante, particularmente quando se tratava de implantes de um único molar. A reabsorção óssea coronoapical produz uma maior tensão de flexão no implante, devido à perda de osso de suporte. Para além disso, esta reabsorção óssea peri-implantar estende-se normalmente até ao nível correspondente à extremidade do parafuso do pilar, onde a resistência à flexão diminui. [136] O comportamento do osso peri-implantar está intimamente relacionado com a magnitude e a direção das tensões que são transmitidas ao implante. Estas forças são afectadas pela natureza da dentição oposta, força de mordida, número de implantes disponíveis para suportar a carga, posição do implante dentro da prótese e geometria do implante. [133]

O momento em que a falha ocorre é utilizado para classificar o tipo de falha.

Quando ocorre antes ou durante a inserção do pilar, é considerada uma falha precoce, e pode ser atribuída a inconvenientes que ocorrem durante a fase de cicatrização da osseointegração. Por outro lado, após a carga oclusal, qualquer problema que ocorra com o conjunto implante-prótese é considerado como uma falha tardia, e está relacionado com qualquer processo que possa afetar a manutenção da osteointegração previamente estabelecida.

Fratura de implantes

Alguns desenhos de implantes são mais susceptíveis de fraturar no colo do que outros, particularmente os implantes hexagonais internos de pequeno diâmetro. O metal no colo de alguns destes implantes é fino devido ao seu design hexagonal interno e, muitas vezes, não consegue suportar o binário da colocação em osso denso. Por conseguinte, ao colocar estes implantes em osso tipo 1 ou tipo 2, deve ser efectuada uma preparação precisa do local da osteotomia para minimizar o binário no colo do implante durante a colocação. Uma vez que os implantes fracturados foram geralmente colocados com um binário elevado, a sua remoção requer a utilização de uma broca trefina ligeiramente mais comprida e mais larga do que o implante. Alguns fabricantes de implantes oferecem ferramentas que podem ser utilizadas com algum grau de sucesso para remover um implante em caso de fratura durante a colocação.

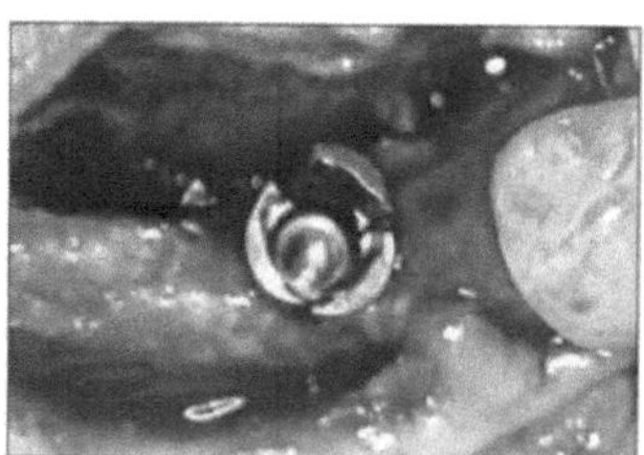

O implante hexagonal interno de pequeno diâmetro fracturou ao nível do pescoço. As paredes finas do hexágono interno não conseguiram suportar a tensão do binário aplicado ao implante durante a colocação.

<u>Fratura pós-cirúrgica do implante</u>

A sobrecarga oclusal pode causar a fratura de um implante após a entrega da prótese provisória ou definitiva. As parafunções como o bruxismo e o apertamento, as forças de cantilever, a carga prematura, as próteses sem encaixe passivo e um desenho protético deficiente podem levar à sobrecarga oclusal e à fratura. Na maioria dos casos de fratura pós-cirúrgica, o implante está osseointegrado e, por isso, tem de ser removido com uma broca trefina. A colocação de um novo implante imediatamente após a remoção de um implante fracturado com uma broca trefina não é, por vezes, possível (devido ao elevado volume de osso removido ou destruído durante a remoção do implante); nestes casos, o local do implante deve ser enxertado para uma colocação tardia do implante.

<u>Manifestações clínicas</u>

Os doentes podem frequentemente referir hemorragias espontâneas e mobilidade. As fracturas de implantes estão frequentemente associadas a respostas inflamatórias na parte da mucosa que rodeia o local da fratura. Neste contexto, a hemorragia em resposta à sondagem é frequente e são observadas pontuações elevadas no índice gengival. [141]

Um estudo de raios X é muito útil. A perda óssea em redor do implante parece ser um achado constante. Antes da ocorrência da fratura do implante, os sinais de perda óssea podem ser visualizados através de exames de raios-X. Vários estudos atribuíram a reabsorção óssea peri-implantar como um fator essencial do risco de fratura do implante, e esta reabsorção pode ultrapassar a linha de fratura. [142]

<u>Tratamento</u>

Perante uma fratura de implante, estão disponíveis três opções de tratamento. [141]

1- Remover o implante fracturado por meio de trefinas. O implante atual, que está marcado, fornece diferentes desenhos de trefinas de acordo com as dimensões dos implantes fracturados (ou seja, diâmetro e comprimento). Após a remoção do implante fracturado, pode ser instalado um novo implante na mesma cama cirúrgica ou noutro local. Ao colocar o novo implante na mesma cama, o cirurgião dentista deve ter em atenção o diâmetro da trefina, uma vez que pode afetar a estabilidade primária do novo implante.

Um estudo recente descreveu a "apicoectomia" como uma técnica adequada para a remoção de implantes fracturados e colocação de novos implantes na mesma sessão clínica. Esta técnica baseia-se na abertura de um orifício no osso, de forma a melhorar a visualização dos fragmentos apicais dos implantes fracturados e remover esses fragmentos através desse orifício. De seguida, coloca-se um novo implante de forma convencional e fecha-se o orifício utilizando o mesmo osso que é retirado do paciente.

2) Remoção da parte coronal do implante fracturado com o objetivo de colocar um novo pilar protético1: Algumas marcas de implantes oferecem um kit para este fim, que inclui um instrumento rotativo para alisar os bordos da fratura e um instrumento para fazer uma nova rosca interna para o implante.

3) Remoção da parte coronal do implante fracturado, deixando a restante parte apical integrada no osso: Caso não haja necessidade de colocação de novo implante, a coroa atual pode ser alterada para se adaptar a esta situação. Caso contrário, se for necessário um novo implante para suportar a prótese, este pode ser implantado noutro local, mas devem ser consideradas as limitações anatómicas. [143]

A extração completa do implante pode ser o tratamento de eleição[141] . No entanto, quando a percentagem de contacto com o osso é elevada, e quando a fratura não está localizada demasiado apicalmente, a restauração da ligação entre o pilar e o implante pode ser uma opção válida. Para tal, é fundamental confirmar radiologicamente a ausência de radiotransparência, e determinar eletronicamente a mobilidade do fragmento. Esta opção só deve ser considerada se ainda existirem roscas internas suficientes para garantir uma retenção adequada do pilar protético

Conclusão

A preocupação mais importante é a prevenção de fracturas. Por esta razão, é muito importante providenciar um plano de reabilitação adequado, tendo em consideração a utilização de um maior número de implantes com diâmetros mais largos, principalmente nas regiões posteriores. Para as coroas protéticas, devem ser providenciadas oclusões optimizadas e distribuídas. Na presença de fracturas de implantes. A remoção completa dos implantes fracturados e a colocação de novos implantes é a melhor opção de tratamento. Em resumo, os cirurgiões dentistas devem estar conscientes dos factores que previnem as fracturas de implantes. No caso de fracturas de implantes, a sua remoção completa é considerada a melhor solução de tratamento.

A perda óssea crestal tem sido frequentemente observada em torno da porção permucosa dos implantes dentários. Foi descrita na região da crista de implantes osseointegrados com sucesso, independentemente das abordagens cirúrgicas. Pode variar desde a perda de osso marginal até à falha completa do implante[191,192] e diminui drasticamente após o primeiro ano. Para os implantes de lâmina de uma só peça, este fenómeno foi descrito como uma "saucerização" e ocorreu após a carga do implante.

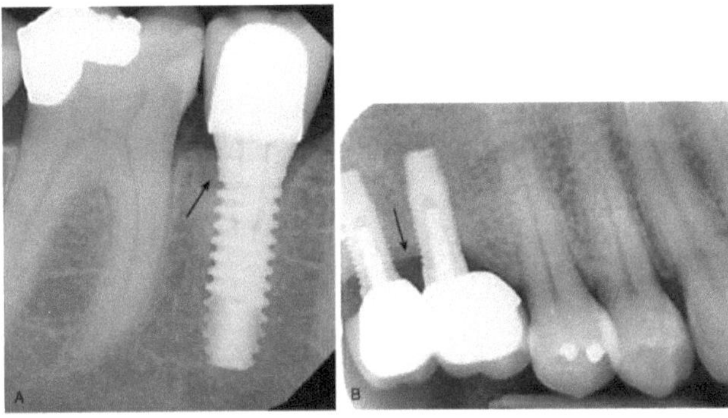

Perda óssea marginal. (A e B) A perda óssea marginal à volta da porção crestal de um implante ocorre frequentemente durante o primeiro ano de carga oclusal.

<u>Traumatismo oclusal: Perda óssea</u>

Adell e colegas[193] foram os primeiros a registar a perda óssea marginal. O estudo também indicou uma maior magnitude e ocorrência de perda óssea durante o primeiro ano de carga da prótese, com uma média de 1,2 mm durante este período de tempo, com um intervalo de 0 a 3 mm. Este relatório mediu a perda óssea a partir da primeira rosca como a linha de base de 0 mm, e não a partir do nível original de crista óssea na inserção, que era 1,8 mm acima deste ponto de base. Assim, a perda óssea real da crista no primeiro ano foi, em média, de 3,3 mm à volta dos implantes observados.

A perda óssea crestal precoce tem sido observada com tanta frequência que os critérios propostos para implantes bem sucedidos muitas vezes nem sequer incluem a quantidade de perda óssea no primeiro ano.

A perda óssea transosteal inicial à volta de um implante forma um padrão em forma de V ou de U, que tem sido descrito como "ditching" ou "saucerização" à volta do implante. As hipóteses actuais para a causa da perda óssea da crista vão desde a reflexão do periósteo durante a cirurgia, a preparação da osteotomia do implante, a posição do "microgap" entre o pilar e o corpo do implante, o micromovimento dos componentes do pilar, a invasão bacteriana, o estabelecimento de uma largura biológica e factores de stress. [194,195]

A compreensão das causas da perda óssea marginal da crista em redor dos implantes dentários e da falha precoce dos implantes é fundamental para prevenir estas ocorrências, promover a saúde peri-implantar a longo prazo e melhorar as taxas de sucesso dos implantes a longo prazo e, acima de tudo, o sucesso das próteses sobre implantes. A perda de osso marginal da crista pode influenciar a estética porque a altura do tecido mole (por exemplo, papila interdentária) está diretamente relacionada com o osso marginal. Se o tecido encolher como consequência da perda óssea, o perfil de emergência da coroa alonga-se e a papila pode desaparecer junto ao dente adjacente ou ao implante. Se o tecido mole não encolher, então o aumento da profundidade da bolsa pode estar relacionado com a presença de bactérias anaeróbias e peri-implantite.

Assim, as consequências clínicas são tais que todas as fases da implantologia dentária, desde o diagnóstico e planeamento do tratamento até às fases finais de oclusão e entrega da prótese, devem centrar-se na sua redução ou eliminação.

<u>Hipótese de reflexão periosteal</u>

A reflexão periosteal provoca uma alteração transitória no fornecimento de sangue ao osso cortical da crista. 90% do fornecimento de sangue arterial e 100% do retorno venoso estão associados ao periósteo nos ossos longos do corpo. Quando o periósteo é refletido para fora da crista óssea, o fornecimento de sangue ao osso cortical é dramaticamente afetado, causando a morte dos osteoblastos na superfície devido a trauma e falta de nutrição. Estes acontecimentos fomentaram a teoria da reflexão periosteal como causa da perda óssea precoce em redor de um implante endósteo.

No entanto, quanto maior for a quantidade de osso trabecular sob o osso cortical da crista, menor será a perda de osso da crista. [196]

A teoria da reflexão periosteal levaria a uma perda óssea horizontal generalizada de todo o rebordo residual refletido e não ao padrão de escavação localizado à volta do implante que é normalmente observado. Além disso, a perda óssea generalizada já seria diretamente percetível na descoberta da segunda fase do corpo do implante. No entanto, a perda óssea generalizada raramente é observada na segunda fase da cirurgia de descoberta. Por conseguinte, a hipótese de reflexão periosteal não parece ser um agente causal primário da perda óssea da crista marginal em redor de um implante.

Hipótese de osteotomia com implante

A preparação da osteotomia do implante tem sido referida como um agente causal da perda óssea precoce do implante. O osso é um órgão lábil e é sensível ao calor. A osteotomia do implante causa trauma no osso em contacto imediato com o implante, sendo criada uma zona de osso desvitalizado de cerca de 1 mm à volta do implante. É necessário um novo fornecimento de sangue e cones de corte para remodelar o osso na interface. A região da crista é mais suscetível à perda óssea durante a reparação inicial devido ao seu limitado fornecimento de sangue e ao maior calor gerado neste osso mais denso, especialmente com o corte menos eficiente das brocas countersink utilizadas nesta região. Esta condição suporta a preparação da osteotomia do implante como agente causal da perda óssea marginal da crista à volta do implante.

No entanto, se o calor e o traumatismo durante a preparação da osteotomia do implante fossem responsáveis pela perda óssea marginal da crista, o efeito seria visível na segunda fase da cirurgia de recuperação 4 a 8 meses mais tarde.

A perda óssea é frequentemente associada a bactérias como agente causal. No entanto, quando a maior parte da perda óssea ocorre no primeiro ano e se observa menos perda óssea posteriormente, a hipótese de bactérias como o principal agente causal da perda óssea crestal precoce não pode ser comprovada.

<u>Hipótese da largura biológica</u>

As regiões sulculares à volta de um implante e à volta de um dente são semelhantes em muitos aspectos. A formação de rete peg dentro da gengiva anexa e o revestimento histológico da gengiva dentro do sulco são semelhantes em implantes e dentes. À volta de um implante forma-se uma margem gengival livre com epitélio sulcular não queratinizado, e as células epiteliais na sua base são semelhantes às células epiteliais funcionais descritas nos dentes naturais. [197] No entanto, uma diferença fundamental caracteriza a base do sulco gengival.

Quando uma margem de coroa invade a largura biológica, o osso da crista recua para restabelecer um ambiente favorável para as fibras gengivais.

O conceito de largura biológica do implante não explica completamente a quantidade total de perda óssea vertical observada. Além disso, a quantidade de perda óssea a partir da largura biológica ocorre no prazo de 1 mês, quer o implante seja carregado ou não, e está relacionada com o desenho do implante do módulo da crista e a posição da ligação pilar-implante em relação ao osso, mas não está relacionada com a densidade do osso. O conceito não explica por que razão se observa frequentemente uma maior perda de osso da crista em osso mole, em comparação com osso mais denso, após a carga, nem explica as taxas mais elevadas de fracasso do implante em osso de menor qualidade após a carga.

<u>Traumatismo oclusal</u>

A perda óssea marginal num implante pode dever-se a um traumatismo oclusal. [198] O traumatismo oclusal pode ser definido como uma lesão no aparelho de fixação em resultado de uma força oclusal excessiva. Existe controvérsia quanto ao papel da oclusão na perda óssea observada após a colocação de uma prótese sobre implante.

No entanto, o trauma oclusal pode levar à mobilidade dentária, que pode ser transitória ou permanente. Por extrapolação deste raciocínio, vários autores concluíram também que o trauma oclusal não está relacionado com a perda óssea marginal em redor de um implante dentário. Para estabelecer uma correlação adicional entre a perda óssea marginal e a sobrecarga oclusal, foram recolhidos artigos relacionados com biomecânica celular, princípios de engenharia, propriedades mecânicas do osso, fisiologia do osso, biomecânica da conceção de implantes, estudos em animais e relatórios clínicos.

A remodelação óssea a nível celular é controlada pelo ambiente mecânico da tensão. A deformação é definida como a alteração no comprimento dividida pelo comprimento original e as unidades de deformação são dadas em percentagens. A quantidade de deformação num material está diretamente relacionada com a quantidade de tensão aplicada.

Uma das primeiras teorias de remodelação para uma relação direta entre a tensão e a magnitude da remodelação óssea foi proposta por Kummer em 1972.

Assim, a hipótese de que as tensões oclusais que ultrapassam os limites fisiológicos do osso podem resultar em tensão no osso suficientemente significativa para causar reabsorção óssea é plausível do ponto de vista da biomecânica celular. Até à data, os estudos ósseo-celulares não reproduziram esta condição óssea junto a um implante dentário. No entanto, foram relatadas em seres humanos citocinas no tecido da interface osso-implante obtido a partir de dispositivos de substituição da anca que falharam, provocando perda óssea.

• Early implant failure (especially in soft bone or short implants)
• Crestal bone loss may have an occlusal stress component
• Prosthetic-screw loosening
• Abutment-screw loosening
• Restorative material fracture
• Unretained cemented restoration
• Prosthetic framework fracture
• Overdenture attachment adjustments
• Acrylic base fracture of overdentures
• Overdenture attachment fracture
• Abutment screw fracture
• Implant body fracture
• Esthetic complications
• Peri-implant disease

REVISÃO DA LITERATURA

Goodacre et al (1999)[144] Realizaram um estudo para determinar os tipos de complicações que foram comunicadas em estudos clínicos de implantes dentários e para fornecer dados relativos à sua frequência. Concluíram que as complicações mecânicas foram o afrouxamento/fratura do parafuso, fracturas do implante, fracturas da estrutura, da base de resina e do material de revestimento, fracturas da prótese oposta e problemas de retenção mecânica da sobredentadura. Alguns estudos também apresentaram complicações fonéticas e estéticas.

Hofschneider et a (1999)[145] efectuaram um estudo para avaliar o fornecimento de sangue à região mental para Redução de complicações hemorrágicas durante a cirurgia de implantes na região interforaminal. Concluiu que, para evitar complicações em casos de identificação anatómica pouco clara da fossa sublingual, é necessária uma sondagem lingual pré-operatória ou a elevação do periósteo do aspeto lingual da mandíbula. Um procedimento de diagnóstico alternativo é a imagiologia não invasiva pré-operatória precisa (por exemplo, tomografia computorizada).

Eckert SE et al (2000)[146] realizaram um estudo sobre Análise da incidência e factores associados a implantes fracturados: um estudo retrospetivo. O objetivo do estudo era determinar a incidência de fratura de implantes em arcadas completamente edêntulas e parcialmente edêntulas e determinar quais os factores que podem predispor um implante para um maior risco de fratura. Concluíram que os implantes fracturam a taxas semelhantes na maxila e na mandíbula, que as fracturas de implantes ocorrem mais frequentemente em restaurações parcialmente edêntulas, que todas as fracturas observadas ocorreram com implantes roscados comercialmente puros de 3,75 mm de diâmetro e que o afrouxamento do parafuso protético ou do pilar precedeu a fratura do implante na maioria dos implantes.

Su Gwan Kim et al (2000)[147] concluíram, com base nesta literatura, que os potenciais danos nos dentes adjacentes podem ser causados pela angulação e proximidade dos parâmetros de colocação do implante.

Bragger U et al (2001)[148] Efectuaram um estudo para comparar a frequência de complicações biológicas e técnicas com próteses parciais fixas (FPDs) sobre implantes, dentes e como FPDs mistas dente-implante ao longo de 4 a 5 anos de funcionamento. Compararam a frequência de complicações biológicas e técnicas com próteses parciais fixas (FPDs) sobre implantes, sobre dentes e como FPDs mistas dente-implante ao longo de 4 a 5 anos de funcionamento. Concluíram que foram encontradas condições clínicas favoráveis nos pilares dos dentes e dos implantes após 4-5 anos de funcionamento. A perda de FPD ao longo de 4-5 anos ocorreu a uma taxa semelhante com reconstruções mistas, suportadas por implantes ou por dentes. Foram encontradas significativamente mais fracturas de porcelana em FPDs sobre implantes. O estado de saúde geral deficiente não foi significativamente associado a mais falhas biológicas, mas o bruxismo e as extensões foram associados a mais falhas técnicas.

Gotfredsen K et al (2001)[149] estudaram um estudo prospetivo de 5 anos de próteses parciais fixas suportadas por implantes com superfície maquinada e jateada com TiO2 e concluíram que houve bons resultados a 5 anos com ISFPP pequenas na mandíbula, bem como na maxila. Não foram encontradas diferenças significativas na taxa de insucesso e na perda óssea marginal em torno de implantes com uma superfície maquinada em vez de uma superfície jacteada com TiO2.

Berglundh T et al (2002)[150] concluíram, a partir de uma revisão sistemática de 5 anos sobre a incidência de complicações biológicas e técnicas em Implantologia, que a perda do implante foi descrita com maior frequência (relatada em cerca de 100% dos estudos), enquanto as complicações biológicas foram consideradas em apenas 40-60% e as complicações técnicas em apenas 60-80% dos estudos. Esta observação indica que os dados sobre a incidência de complicações biológicas e técnicas podem estar subestimados e devem ser interpretados com cautela.

Mc Dermott et al (2003)[151] O objetivo do seu estudo era identificar os tipos, frequências e factores de risco associados a complicações após a colocação de implantes dentários. Concluíram que a frequência global de complicações com implantes foi de 13,9% (10,2%

inflamatórias, 2,7% protéticas, 1,0% operatórias), das quais 53% foram menores. Dos 3 factores associados a um risco acrescido de complicações, o consumo de tabaco e o estadiamento dos implantes podem ser modificados pelo clínico para melhorar os resultados.

Stefanos G. Kourtis et al (2004)[152] registaram os factores de risco e as complicações cirúrgicas e protéticas numa observação de 4,6 anos e concluíram que a taxa de insucesso dos implantes era mais elevada na maxila do que na mandíbula e mais elevada nos fumadores, nos doentes com distúrbios metabólicos e nos doentes com má higiene oral. Os insucessos precoces representaram uma elevada percentagem de insucessos. A peri-implantite, como fator primário, foi a principal causa de insucessos tardios. As complicações cirúrgicas e protéticas foram registadas em baixa incidência, 3,85% e 9,52%, respetivamente.

Alssadi G et al (2007)[153] estudaram o impacto de factores locais e sistémicos na incidência de insucesso dos implantes orais, até à ligação do pilar. Os resultados mostraram que a indicação para a utilização de implantes orais deve, por vezes, ser reconsiderada quando estão disponíveis tratamentos protéticos alternativos na presença de factores sistémicos ou locais possivelmente interferentes.

Salvatore Longon et al (2007)[154] efectuaram um estudo para investigar o risco potencial de uma hemorragia crítica com risco de vida devido à perfuração da placa cortical lingual e ao trauma arterial dos ramos terminais da artéria sublingual. Os resultados mostraram que, em 80% das mandíbulas de crânio seco, foi encontrado pelo menos um canal lingual, e a tomografia computorizada detectou a presença de pelo menos um canal vascular lingual em até 60% dos doentes. Concluíram que um exame de TC deve ser efectuado por rotina antes de qualquer abordagem cirúrgica à região inter-foraminal.

Gargallo-Albiol J et al (2008)[155] Realizaram um estudo sobre fracturas de implantes dentários endósseos, uma análise de 21 casos. O objetivo do seu estudo foi avaliar 21 implantes fracturados, analisando a idade e o sexo do paciente, o tipo, o comprimento e o diâmetro do implante, o posicionamento na arcada dentária, o tipo de reabilitação protética envolvida, o número de pilares e pônticos, a presença ou ausência de extensões distais ou cantilevers e o tempo de carga até à fratura. Concluíram com o seu estudo que a fratura de implantes foi mais frequente no sexo masculino do que no feminino, e que a idade média dos pacientes foi de 56,9 anos. Dezanove casos corresponderam a próteses fixas implanto-suportadas. A grande maioria dos implantes fracturados localizava-se nas regiões de molares e pré-molares, e a maioria fracturou num período de 3-4 anos após a carga. É importante conhecer e aplicar as medidas necessárias para prevenir a fratura de implantes, e procurar a melhor solução individualizada para cada caso - embora a remoção completa do implante seja normalmente o tratamento de eleição.

Mendonça G, Mendonça DB et al (2009)[142] Neves FD realizou um estudo sobre Gestão de implantes dentários fracturados: um relato de caso. Realizaram um estudo para relatar uma situação clínica envolvendo um paciente restaurado com uma sobredentadura mandibular que apresentou um implante fracturado 2 anos após a colocação. Concluíram que a provável causa da fratura do implante se deveu a uma sobrecarga biomecânica provocada por hábitos parafuncionais. A cabeça do implante foi aplanada para a tornar lisa, repondo o parafuso interno, instalando um novo pilar (mais longo) e fabricando parte da barra da sobredentadura.

Manor Y et al (2009)[156] comparou as caraterísticas das falhas precoces e tardias dos implantes. Concluiu que as falhas tardias estavam associadas a uma perda óssea moderada a grave, a um maior número de implantes falhados por paciente, a uma maior incidência em homens e, sobretudo, em áreas posteriores. As falhas precoces estavam associadas a uma perda óssea mínima, ocorriam mais em mulheres, numa idade mais jovem e, na maioria dos casos, os implantes destinavam-se a suportar coroas unitárias.

Al Quran FA et al (2009)[157] realizaram um estudo sobre a gestão de fracturas de implantes dentários. O seu objetivo era relatar um caso de fratura de implante, as suas possíveis causas e a forma como o caso foi gerido. Concluíram que o efeito combinado da carga oclusal pesada e o tipo de contactos dentários opostos podem ter resultado na concentração de carga sobre a prótese parcial fixa suportada por implantes, tanto em oclusão cêntrica como excêntrica.

Gealh W, Mazzo V et al (2010)[158] realizaram um estudo sobre a fratura de implantes osseointegrados: causas e tratamento. O objetivo do seu estudo era investigar a literatura para identificar os factores causais que podem levar à fratura de implantes dentários e discutir os procedimentos disponíveis. Concluíram que a fratura de implantes dentários osseointegrados é uma complicação tardia que, apesar de apresentar baixa incidência, é altamente frustrante. As causas atribuídas à fratura de implantes dentários são multifatoriais. O tratamento consiste na remoção do fragmento fraturado, na instalação de outro implante e na confeção de outra prótese.

Rachel Anner et al (2010)[159] Realizou um estudo para avaliar os factores associados à sobrevivência dos implantes a longo prazo numa grande coorte de pacientes em acompanhamento regular até à recolha de dados. Concluiu que o tabagismo e a frequência de um programa periodontal de apoio regular estavam fortemente relacionados com a sobrevivência dos implantes. Deve ser dada especial atenção a programas contínuos de apoio periodontal a pacientes com implantes.

Sánchez-Pérez et al (2010)[141] Realizaram um estudo sobre a etiologia, os factores de risco e a gestão das fracturas de implantes. O objetivo do seu estudo foi descrever as opções de gestão e discutir os possíveis mecanismos causais subjacentes a essas falhas, bem como os factores que se acredita contribuírem para a fratura do implante. Concluíram que a fratura do implante é frequentemente precedida por outros problemas mecânicos que podem ser interpretados como indicadores de sobrecarga do implante. É importante evitar problemas mecânicos e a reabsorção óssea excessiva. A atenção deve centrar-se no número, diâmetro e distribuição dos implantes, bem como no desenho da prótese suportada pelos mesmos. Quando ocorre uma fratura de implante, a melhor opção de tratamento é a remoção do fragmento remanescente na maxila ou na mandíbula. O novo implante que o substitui deve ser o mais largo possível, com o devido controlo e ajuste das forças oclusais de forma a evitar sobrecargas.

Romeo E et al (2012)[160] Estudaram a taxa de sobrevivência e as complicações biológicas, técnicas e estéticas de próteses dentárias fixas com cantilevers sobre implantes relatadas em estudos longitudinais com uma média de 5 anos de seguimento. Concluíram que as ICFDPS podem ser consideradas um tratamento fiável: a revisão sistemática avaliou que não existe um aumento da taxa de complicações devido à presença do cantilever.

Mangano et al (2013)[161] realizaram um estudo para avaliar as respostas ósseas peri-implantares em implantes recuperados por fratura após mais de 20 anos de carga. Concluíram que a histologia e a histomorfometria, mesmo após muitos anos de função, todos os implantes apresentavam um contacto osso-implante mais do que adequado e pareciam estar muito bem integrados no osso peri-implantar.

Sabiha Zelal Ülkü et al (2017)[162] O objetivo do seu estudo foi avaliar os valores protéticos clínicos e as complicações que ocorreram durante o acompanhamento de 4 anos em restaurações suportadas por implantes. Os resultados indicaram que, no total, 159 implantes (98,14%) sobreviveram, 3 implantes (1,86%) falharam e 100% das próteses foram bem-sucedidas. Foram utilizados 62 implantes dentários como pilares para próteses removíveis e 97 para próteses fixas. As complicações protéticas mais frequentes após a colocação de uma prótese implanto-suportada foram a perda de retenção, a mucosite, o afrouxamento do parafuso do pilar e a fratura. A satisfação do paciente após a utilização da prótese também foi avaliada, mostrando que a satisfação aumentou sistematicamente.

Lisa J. Heitz-Mayfield et al (2018)[163] Realizou um estudo para determinar os riscos biológicos e as complicações associadas à implantologia dentária. Foram abordadas questões específicas sobre (a) diagnóstico de peri-implantite, (b) complicações associadas a implantes em locais aumentados, (c) resultados após o tratamento da peri-implantite e (d) terapia com implantes em pacientes geriátricos e/ou pacientes com doenças sistémicas. Os resultados do estudo indicaram que a hemorragia à sondagem (BOP) por si só é insuficiente para o diagnóstico de peri-implantite. O valor preditivo positivo do BOP isolado para o diagnóstico de peri-implantite varia e depende da prevalência de peri-implantite na população. Para pacientes com implantes em locais aumentados, a prevalência de peri-implantite e perda de implantes é baixa a médio e longo prazo. Os protocolos de tratamento da peri-implantite que incluem cuidados de apoio individualizados resultam numa elevada sobrevivência dos implantes após 5 anos, com cerca de três quartos dos implantes ainda presentes. A idade avançada não constitui, por si só, uma contraindicação para a terapia com implantes. A colocação de implantes em doentes com cancro que estejam a receber terapia anti-reabsortiva de alta dose está contra-indicada devido ao elevado risco associado de complicações. O estudo concluiu que o diagnóstico de peri-implantite requer a presença de BOP, bem como a perda óssea progressiva. A prevalência de peri-implantite para implantes em locais aumentados é baixa. O tratamento da peri-implantite deve ser seguido de cuidados de suporte individualizados. A terapia com implantes em pacientes geriátricos não está contra-indicada; no entanto, devem ser consideradas as comorbilidades e a autonomia.

Balazs Feher et al (2019) realizaram um estudo para determinar a previsão de risco em implantologia dentária com múltiplos implantes e eventos de resultados raros. O objetivo do estudo foi utilizar métodos estatísticos avançados baseados na regressão penalizada para avaliar os fatores de risco em implantologia dentária. Os resultados indicaram que, num total de 1.132 pacientes (idade média: $50,6 \pm 16,5$ anos, 55,4% do sexo feminino) e 2.413 implantes, ocorreram complicações pós-operatórias em 71 pacientes. Dezasseis implantes foram perdidos antes da carga. Os modelos GEE multivariáveis revelaram um risco mais elevado de qualquer complicação para a diabetes mellitus e o aumento ósseo. Os modelos revelaram ainda um maior risco de infeção local para o aumento ósseo ($p = 0,003$), e um maior risco de formação de hematoma para a diabetes mellitus ($p = 0,007$) e maxilares edêntulos ($p = 0,024$). O modelo lasso não selecionou nenhum fator de risco para o modelo de previsão.

DISCUSSÃO

O objetivo da medicina dentária moderna é devolver ao paciente a forma, função, estética, fala e saúde normais, substituindo o espaço edêntulo por uma prótese. No entanto, quanto mais dentes faltam a um paciente, mais difícil se torna esta tarefa. Devido à crescente procura de próteses sobre implantes, a colocação de implantes está a ser efectuada por profissionais inexperientes, o que faz com que as complicações nos implantes sejam agora comuns. Numerosos estudos clínicos envolvendo implantes dentários revelaram resultados encorajadores; no entanto, existe um elemento de risco associado a todos os procedimentos clínicos, e estes resultados encorajadores podem ter dado origem a expectativas irrealistas. Apesar de um planeamento cuidadoso, existe sempre um potencial para complicações cirúrgicas. No entanto, a realização de tarefas de rotina com cuidado e atenção, a escolha de técnicas minimamente invasivas quando indicado, o reconhecimento de indícios de um problema em desenvolvimento e a prestação de atenção imediata reduzirão as complicações pós-operatórias. O êxito de qualquer procedimento cirúrgico requer atenção a uma série de parâmetros relacionados com o doente e dependentes do procedimento. O conhecimento sólido da anatomia cirúrgica e a experiência e formação nos fundamentos da medicina interna são pré-requisitos importantes para uma cirurgia de implantes previsível. Além disso, o planeamento pré-cirúrgico adequado, a qualidade e quantidade apropriadas de osso disponível, uma técnica cirúrgica bem executada, uma boa estabilidade primária, um período de cicatrização suficiente e instruções pós-operatórias detalhadas são factores que desempenham um papel vital no sucesso da cirurgia de implantes dentários e da osteointegração. O envelhecimento, a alteração das condições de saúde, o desgaste e a manutenção profissional inadequada são variáveis importantes que influenciam o prognóstico. É um facto bem documentado que a deteção precoce de complicações que são passíveis de terapias de resgate pode inverter o destino de um implante ou procedimento de enxerto ósseo que não tenha sido bem sucedido.

O sucesso a longo prazo de um implante depende de um programa de manutenção regular. Durante a fase de manutenção, o tecido peri-implantar deve ser avaliado quanto a inflamação. Se for diagnosticada peri-implantite, o tratamento dependerá da quantidade de osso perdido e do impacto estético do implante em questão. Se a perda óssea estiver numa fase incipiente, o tratamento será idêntico ao prescrito para a mucosite peri-implantar, com a adição de descontaminação dos pilares protéticos e antibióticos. Se a perda óssea for avançada ou persistir apesar do tratamento inicial, será necessário desbridar cirurgicamente os tecidos moles peri-implantares afectados pela infeção crónica, descontaminar a superfície e, por fim, aplicar técnicas de regeneração óssea destinadas a recuperar o osso perdido. As radiografias permitem conhecer o estado do osso à volta dos implantes. Estes programas contribuem para o sucesso a longo prazo de um implante.

As complicações hemorrágicas após a colocação de implantes são pouco frequentes, mas podem ser graves, particularmente na região mandibular anterior. A causa mais comum de hemorragia intensa na zona mandibular é a perfuração da cortical lingual, com lesão da artéria sublingual. O tratamento consiste em assegurar a via aérea, com controlo da hemorragia. Aconselha-se a utilização de implantes curtos no sector mandibular anterior, a fim de evitar o risco de complicações hemorrágicas importantes. O nível de experiência cirúrgica, a anatomia arterial regional fina, a avaliação radiográfica e clínica da morfologia óssea, a angulação e o comprimento dos implantes devem ser considerados para evitar complicações como a hemorragia.

A lesão nervosa associada à colocação de implantes pode ocorrer durante as injecções de anestésico local, a preparação da osteotomia ou a colocação do implante. Uma das complicações mais comuns associadas à lesão nervosa durante a cirurgia de implantes é a alteração da sensibilidade. Quando ocorrem alterações neurosensoriais ou dor, o tratamento farmacológico pode ser útil. Deve ser considerada a reparação microcirúrgica do tecido nervoso danificado. Os doentes devem ser informados destes potenciais efeitos adversos e devem dar o seu consentimento informado antes da realização de qualquer procedimento cirúrgico. Susarla e colegas[199] demonstraram uma correlação estatisticamente significativa entre um resultado positivo na função neurossensorial após a reparação do nervo e uma diminuição da frequência da disfunção oral um ano após a cirurgia. Assim, o planeamento cuidadoso antes do tratamento é a estratégia de tratamento mais eficaz.

A fratura é uma complicação pouco frequente que afecta dois em cada 1000 implantes. As fracturas de implantes constituem falhas claras do implante e, na maioria dos casos, requerem a remoção do implante. Para fins de diagnóstico, Sánchez-Pérez *et al.* agruparam os factores de risco de fratura em três categorias principais: factores relacionados com o doente, factores relacionados com o implante e factores relacionados com a prótese. A preocupação mais importante é a prevenção de fracturas. Por esta razão, é muito importante fornecer um plano de reabilitação adequado, tendo em consideração a utilização de um maior número de implantes com diâmetros mais largos, principalmente nas regiões posteriores. Para as coroas protéticas, devem ser providenciadas oclusões optimizadas e distribuídas. Na presença de fracturas de implantes. A remoção completa dos implantes fracturados e a colocação de novos implantes é a melhor opção de tratamento. Em resumo, os cirurgiões dentistas devem estar conscientes dos factores que previnem as fracturas de implantes. No caso de fracturas de implantes, a sua remoção completa é considerada a melhor solução de tratamento.

CONCLUSÃO

Enquanto os implantes dentários se estão a tornar cada vez mais a escolha de substituição de dentes em falta, os impedimentos associados aos mesmos estão também a surgir progressivamente. Muitas das complicações podem ser resolvidas sem problemas graves; no entanto, nalguns casos, podem causar o fracasso do implante dentário ou mesmo circunstâncias de risco de vida. A prevenção de complicações começa com um planeamento cuidadoso do tratamento, baseado em avaliações anatómicas pré-operatórias precisas e na compreensão de todos os problemas potenciais. Deve ser despendido tempo nas fases de "planeamento" do implante, avaliação pré-operatória adequada, incluindo história sistémica, hábitos parafuncionais como o bruxismo, análises sanguíneas, radiografias pré-operatórias, CBCT e modelos de estudo, que são modalidades essenciais de planeamento do tratamento que devem ser consideradas para evitar ou gerir complicações. Em caso de distúrbios hemorrágicos, devem ser considerados agentes hemostáticos e o médico deve estar sempre ciente da anatomia para evitar a rutura de qualquer vaso, bem como para evitar a possibilidade de danificar qualquer nervo que conduza a perturbações neurosensoriais. A fratura e o afrouxamento do parafuso do pilar podem ser reduzidos se forem seguidas determinadas estratégias, como o planeamento cuidadoso do tratamento, a compreensão do esquema oclusal, o aperto do implante com o torque recomendado e as consultas de acompanhamento de rotina. Evitar a sobrecarga biomecânica irá prevenir o afrouxamento e a fratura do componente do implante. Na presente Dissertação da Biblioteca, discutimos em pormenor as complicações cirúrgicas associadas aos implantes dentários e apresentámos uma visão geral das complicações mecânicas e técnicas, bem como a prevenção e o tratamento das complicações decorrentes. As complicações cirúrgicas dos implantes não são invulgares e podem ocorrer em qualquer fase, pelo que devem ser tratadas imediatamente. Um cirurgião competente deve ser capaz de planear o tratamento de uma cirurgia previsível e saber como remediar uma situação problemática com implantes dentários. A causa pode ser iatrogénica, devido a técnicas de tratamento deficientes ou à falta de comunicação entre as disciplinas dentárias. O sucesso final dos implantes não se baseia apenas no diagnóstico, na avaliação e no planeamento do tratamento, mas também no conhecimento das complicações dos implantes e da sua gestão eficaz. Em suma, é sempre melhor recordar: "Mais vale prevenir do que remediar" e "um ponto no tempo salva nove".

Diretrizes para a prevenção e gestão das complicações dos implantes:

Accumulate Data-
Medical History, dental history, radiographs, CT, models
Assemble treatment plan-
Exam, Discuss all options, review plan with discipline (surgical, restorative, patient and lab)
Approve treatment plan-
Signed consent, Patient should understand all risk, benefit, complications and fees
Anticipate problems-
Anatomical- nerves, vessels, adjacent teeth, type IV bone and sinus/nasal floor.
Mechanical- drilling torque, lack of irrigation, incorrect armamentarium, no surgical guide, implant contamination, time constrains.
Systemic- medications, smoking, DM, head and neck radiation, estrogenic therapy, osteoporosis.
Activate treatment-
Achieve anchorage- no complications, ideal treatment case, primary stability.
Analyse compromised situation- dehiscence, fenestration, improper positioning/angulation.
Accommodate problems- bone grafting, membranes, sutures, backup implants, shorter implants, root canal therapy
Abort treatment- Lack of primary stability, Nerve trauma, fracture of mandible, short distance
Accomplish treatment- post operative instructions and post operative medications

REFERÊNCIAS

1. Alessandro Quaranta et al. Complicações técnicas e biológicas relacionadas com o rácio entre a coroa e o implante: Uma Revisão Sistemática. Implantodontia. 2014;1056-6163.

2. Complicações em Implantodontia Hanif A, Qureshi S, Sheikh Z, Rashid H. Complicações em implantodontia. Eur J Dent 2017;11:135-40.

3. Georgios E. Romanos 2000 Conceitos para a prevenção de complicações em Implantodontia Periodontologia 2000. 2019;81:7-17.

4. Ring Malvin E. Odontologia: uma história ilustrada. 2ª ed. Abradale Press 1985

5. Asbell, Milton B. Dentistry, a historical perspective: being a historical account of the history of dentistry from ancient times, with emphasis on the United States from the colonial to the present period. Bryn Mawr, Pa: Dorrance & Co, 1988; 1-256.

6. Maggiolo: Manuel de l'art dentaire [Manuel da arte dentária], Nancy, França, 1809, C. Le Seure.

7. Greenfield EJ. Implantação de pilares de coroas e pontes artificiais. Int J Oral Implant 1991; 7(2): 63-8.

8. Linkow LI, Dorfman JD. Implantologia em medicina dentária: Uma breve perspetiva histórica. N Y State Dent J 1991; 57(6): 31-5.

9. Burch RH. Dr. Pinkney Adams - um dentista antes do seu tempo. Ark Dent 1997; 68(3): 14-5.

10. Goldberg NI, Gershkoff A. A prótese inferior sobre implantes. Dent Dig 1949; 55(11); 490-4.

11. Bodine RL. Implantes dentários subperiosteais experimentais. U.S. Armed Forces Med J 1953; 4: 441-51.

12. Cherchieve R. Considerações fisiológicas e práticas sobre uma observação original de um impianto endósseo, Inform Dent 1959; 24: 677-80.

13. Brânemark PI, Zarb G, Albrektsson T. Tissue-integrated prostheses: Osseointegração em medicina dentária clínica. Chicago: Quintessence Publishing 1985.

14. Brânemark PI, Hansson BO, Adell R, et al. Implantes osseointegrados no tratamento

do maxilar edêntulo: Experiência de um período de 10 anos. Scand J Plast Reconstr Surg 1977; 16: 1-132.

15. Brânemark PI. Osseointegração e seus antecedentes experimentais. J Prosthet Dent 1983; 50 (3): 399-410.

16. Pilares de implante SF1 Barg: Sterngoid Dental, LLC 13 março, 2013 Disponível em: http://www.accessdata.fda.gov/cdrh_docs/pdfl3/K130183.pdf.

17. LeneyWR. Em reconhecimento de um pioneiro dos implantes: Prof. Dr. Andre Schroeder. Int J Oral Maxillofac Implants 1993; 8(2): 135-6.

18. Tatum OH. O sistema de implantes Omni. Em: Hardin J, Ed. Clarke's Clinical Dentistry. Vol 5. Philadelphia, Pa: JB Lippincott 1984.

19. Sabane AV. Caraterísticas da superfície dos implantes dentários: A review. J Indian Acad Dental Special 2011; 2 (2): 18-21.

20. Alla RK, Ginjupalli K, Upadhya N, Shammas M, Rama Krishna R, Ravichandra S. Surface roughness of implants (Rugosidade da superfície dos implantes): A review. Trends Biomat Artif Org 2011; 25(3): 112.

21. Boyan BD, Lossdorfer S, Wang L, et al. Osteoblastos geram um microambiente osteogénico quando crescem em superfícies com microtopografias rugosas. Eur Cell Mater 2003; 6: 22-7.

22. Henry PJ, Laney WR, Jemt T, Harris D, Krogh PH, Polizzi G, et al. Implantes osseointegrados para substituição de um único dente: Um estudo prospetivo multicêntrico de 5 anos. Int J Oral Maxillofac Implants. 1996;11:450-5.

23. 12. Family Practice notebook.com, um recurso de medicina familiar. Purpura. Acedido em 13 de junho de 2008.

24. 13. Goodacre CJ, Bernal G, Rungcharassaeng K, Kan JY. Complicações clínicas com implantes e próteses sobre implantes. J Prosthet Dent 2003;90:121-132.

14. Rosano G, Taschieri S, Gaudy JF, Testori T, Del Fabbro M. Avaliação anatómica da mandíbula anterior e risco relativo de hemorragia em implantologia: Um estudo cadavérico. Clin Oral Implants Res 2009;20:791-795

15. Mardinger O, Manor Y, Mijiritsky E, Hirshberg A. Vasos perimandibulares linguais associados a hemorragias potencialmente fatais: um estudo anatómico. Int J Oral

Maxillofac Implants. 2007;22:127-31.

16. Dubois L, de Lange J, Baas E, Van Ingen J. Hemorragia excessiva no pavimento da boca após a colocação de implantes endósseos: relato de dois casos. Int J Oral Maxillofac Surg. 2010;39:412-5.

17. Katsumi Y, Tanaka R, Hayashi T, Koga T, Takagi R, Ohshima H. Variação no fornecimento arterial ao pavimento da boca e avaliação do risco relativo de hemorragia na cirurgia de implantes. Clin Oral Implants Res. 2013;24:434-40.

18. Al-Faraje, Louie. Complicações cirúrgicas em implantologia oral : etiologia, prevenção e tratamento / Louie Al-Faraje.

19. Reiser GM, Bruno JF, Mahan PE, Larkin LH. O local doador palatino do enxerto de tecido conjuntivo subepitelial: Considerações anatómicas para os cirurgiões. Int J Periodontics Restorative Dent 996;16:130-137.

20. Solar P, Geyerhofer U, Traxler H, Windisch A, Ulm C, Watzek G. Fornecimento de sangue ao seio maxilar relevante para os procedimentos de elevação do pavimento sinusal. Clin Oral Implants Res. 1999;10(1):34-44.

21. Int J Oral Maxillofac Surg. Associação Internacional de Cirurgia Oral e Maxilofacial. 2011;40:758-60.

22. Kalpidis CD, Setayesh RM. Hemorragia associada à colocação de implantes endósseos na mandíbula anterior: Uma revisão da literatura. J Periodontol 2004;75:631-645.

23. Hofschneider U, Tepper G, Gahleitner A, Ulm C. Avaliação do fornecimento de sangue à região mental para redução de complicações hemorrágicas durante a cirurgia de implantes na região interforaminal. Int J Oral Maxillofac Implants 1999;14:379-383.

24. Bavitz JB, Harn SD, Homze EJ. Suprimento arterial para o assoalho da boca e gengiva lingual. Oral Surg Oral Med Oral Pathol 1994;77:232-235.

25. Piper SN, Maleck WH, Kumle B, Deschner E, Boldt J. Inchaço maciço da língua no pós-operatório: Descompressão manual e intubação tátil como medida para salvar a vida. Resuscitation 2000;43:217-220.

26. Bader JD, Bonito AJ, Shugars DA. Uma revisão sistemática dos efeitos cardiovasculares da epinefrina em pacientes dentários hipertensos. Oral Surg Oral Med

Oral Pathol Oral Radiol Endod 2002;93:647-653

27.   Ten Bruggenkate CM, Krenkeler G, Kraaijenhagen HA, Foitzik C, Ooster-beek HS. Hemorragia do pavimento da boca resultante de perfuração lingual durante a colocação de implantes: Um relatório clínico. Int J Oral Maxillofac Implants 1993;8:329-334.

28.   Ferneini E, Gady J, Lieblich SE. Hematoma no soalho da boca após colocação de implantes mandibulares posteriores: Um relato de caso. J Oral Maxillofac Surg 2009;67:1552-1554.

29.   Robbins e contran - bases patológicas da doença - 7ª edição

30.   D'Angelo A, Galli L, Lang H (1997). "Comparação do tempo médio de protrombina (TP) normal com o TP do plasma normal fresco ou de um plasma de controlo liofilizado (R82A) como denominador para expressar os resultados do TP: estudo colaborativo da Federação Internacional de Química Clínica. Grupo de Trabalho da IFCC Normalização dos Testes de Coagulação"

31.   Moynihan R. A FDA não consegue reduzir a acessibilidade do paracetamol, apesar das 450 mortes por ano. BMJ 2002;325:678

32.   Valerin MA, Brennan MT, Noll JL, et al. Relação entre o uso de aspirina e a hemorragia pós-operatória de extracções dentárias numa população saudável. Oral Surg Oral Med Oral Pathol Oral Radiol Endod 2006;102:326].

33.   Nishizawa Y, Nakamura T, Ohta H, et al. Diretrizes para a utilização de marcadores bioquímicos da renovação óssea na osteoporose (2004). J Bone Miner Metab 2005;23:97-104.

34.   Little JW, Miller CS, Henry RG, McIntosh BA. Agentes antitrombóticos: Implicações na medicina dentária. Oral Surg Oral Med Oral Pathol Oral Radiol Endod 2002;93:544-551.

35.   Lexi-Comp. Lexi-Comp Drug Information Handbook, ed 16. Hudson, OH: Lexi-Comp, 2007.

36.   Katzung BG. Basic and Clinical Pharmacology, ed 8. Nova Iorque: Lange, 2001:516.

37.   Otto D.Payton & Richard P.Di Fabio et al. Manual of physical therapy. Churchill Livingstone Inc.

38.   Guyton A. Anatomia e Fisiologia. New York: CBS College, 1985:264-266

39. Snell, R. S. Clinical Anatomy for Medical Students (Anatomia Clínica para Estudantes de Medicina). Baltimore, Md Lippincott Williams & Wilkins. 2000.

40. Worthington P. Lesão do nervo alveolar inferior durante a colocação de implantes: Uma fórmula para a proteção do paciente e do clínico. Int J Oral Maxillofac Implants 2004;19:731-734.

41. Kraut, R. A. e O. Chahal. Gestão de pacientes com lesões do nervo trigémeo após a colocação de implantes mandibulares. J Am Dent Assoc 2002. 133:1351-1354.

42. Greenstein G, Tarnow D. O forame e o nervo mentais: Factores clínicos e anatómicos relacionados com a colocação de implantes dentários. Uma revisão da literatura. J Periodontol 2006;77:1933-1943

43. P. Solar, C. Ulm, G. Frey, M.A. Matejka Classificação dos trajetos intra-ósseos do nervo mental Int. J. Oral. Maxillofac. Implants, 9 (1994), pp. 339-344.

44. Peterson LJ, Ellis E, Hupp JR, Tucker MR. Contemporary Oral and Maxillofacial Surgery (Cirurgia Oral e Maxilofacial Contemporânea). St Louis: Mosby, 1998:378-379.

45. D. Apostolakis, J.E. Brown. A ansa anterior do nervo alveolar inferior: prevalência, medições do seu comprimento e uma recomendação para a instalação de implantes inter foraminais com base em imagens de tomografia computorizada de feixe cónico Clin. Oral. Impl. Res., 23 (2012), pp. 1022-1030.

46. Wadu SG, Penhall B, Townsend GC. Morphological variability of the human inferior nerve (Variabilidade morfológica do nervo inferior humano). Clin Anat 1997;10:82-87.

47. Mardinger O, Chaushu G, Arensburg B, Taicher S, Kaffe I. Curso anatómico e radiológico do canal incisivo mandibular. Surg Radiol Anat 2000;22:157-161.

48. Monsour PA, Dudhia R. Radiografia e radiologia de implantes. Aust Dent J 2008;53(suppl 1):S11-S25.

49. Romanos GE, Greenstein G. O canal incisivo. Considerações durante a colocação de implantes: Relato de caso e revisão da literatura. Int J Oral Maxillofac Implants 2009;24:740- 745.

50. Hall-Craggs ECB. Anatomia como base para a medicina clínica. Munique: Urban & Schwarzenberg, 1985:546-547.

51. Greenstein G, Cavallaro J, Romanos G, Tarnow D. Recomendações clínicas para

evitar e gerir complicações cirúrgicas associadas à implantologia dentária. Uma revisão. J Periodontol 2008;79:1317-1329.

52. Kahle W, Leonhardt H, Platzer W. Color Atlas and Textbook of Human Anatomy, vol 3. Estugarda, Alemanha: George Thieme Verlag, 1986:118.

53. Hegedus F, Diecidue RJ. Lesões do nervo trigémeo após a colocação de implantes mandibulares - Conhecimento prático para os clínicos. Int J Oral Maxillofac Implants 2006;21: 111-116.

54. Mombelli A, van Oosten MA, Schurch E Jr, Lang NP. A microbiota associada a implantes de titânio osseointegrados bem sucedidos ou falhados Oral Microbiol Immunol 1987;2:145-51.

55. Sordyl C, Simons A, Molinari J. A flora microbiana associada a implantes endósseos estáveis. J Oral Implantol 1995;21:19-22.

56. Passariello C, Berlutti F, Selan L, et al. Análise microbiológica e morfológica de implantes dentários removidos por osseointegração incompletaMicrobial Ecology in Health and Disease 1993;6:203-7.

57. Mombelli A, Mericske-Stern R. Caraterísticas microbiológicas de implantes osseointegrados estáveis utilizados como pilares para overdentures. Clin Oral Implants Res 1990;1:1-7.

58. Wade WG, Gray AR, Absi EG, Barker GR. Flora cultivável predominante na pericoronite. Oral Microbiol Immunol 1991;6:310-2.

59. Gynther GW, Ko"ndell PA, Lars-Erik Moberg LE, et al. Instalação de implantes dentários sem profilaxia antibiótica. Oral Surg Oral Med Oral Pathol Oral Radiol Endod 1998;85:509-11

60. Pye AD, Lockhart DE, Dawson MP, et al. Uma revisão dos implantes dentários e da infeção. J Hosp Infect 2009;72:104-10.

61. El-Kholey KE. Eficácia de dois regimes de antibióticos na redução da falha precoce de implantes dentários: um estudo piloto. Int J Oral Maxillofac Surg 2014;43(4):487-90.

62. Giro G, In J, Witek L, et al. Administrações de amoxicilina e sua influência na reparação óssea em torno de implantes osseointegrados. J Oral Maxillofac Surg 2014;72:305.e1-5.

63.   Sarkonen N, Ko"no"nen E, Eerola E, et al. Caracterização de espécies de Actinomyces isoladas de implantes dentários falhados. Anaerobe 2005;11:231-7.

64.   Brunton LL(ed). Goodman and Gilman's the Pharmacological Basis of Therapeutics, ed 11. New York: McGraw-Hill Medical, 2006.

65.   Comité do Formulário Comum. British National Formulary, ed 47. Londres: British Medical Association e Royal Pharmaceutical Society of Great Britain, 2004.

66.   Larrey D, Vial T, Micaleff A, et al. Hepatite associada à combinação de amoxicilina-ácido clavulânico relato de 15 casos. Gut 1992;33:368-371.

67.   Loidolt D, Mangge H, Wilders-Truschnig M, et al. Supressão in vivo e in vitro da função dos linfócitos na sinusite por Aspergillus. Arch Otorhinolaryngol 1989;246: 321-3.

68.   Schwarz F, Derks J, Monje A, et al. Peri-implantite. J Clin Periodontol. 2018;45(20):s246-s266x.

69.   Heydenrijk K, Meijer JA, Van der Reijden WA, Raghoebar GM, Vissink A, Stegenga B. Microbiota em torno de implantes endósseos de forma radicular: Uma revisão da literatura. Int J Oral Maxillofac Implants. 2002;17:829-38.

70.   Prathapachandran J, Suresh N. Management of peri-implantitis. Dent Res J (Isfahan). 2012 Sep;9(5):516-21. doi: 10.4103/1735-3327.104867. PMID: 23559913; PMCID: PMC3612185.

71.   Güncü GN, Akman AC, Günday S, Yamalik N, Berker E. Efeito da inflamação nos níveis de citocinas e marcadores de remodelação óssea no fluido do sulco peri-implantar: Um relatório preliminar. Cytokine. 2012;59:313-316. PubMed.

72.   Frank Schwarz, Ausra Ramanauskaite, It is all about peri-implant tissue health, Periodontology 2000, DOI: 10.1111/prd.12407.

73.   Naenni N, Lim HC, Papageorgiou SN, et al. Eficácia do aumento do osso lateral antes da colocação de implantes: uma revisão sistemática e meta-análise. J Clin Periodontol. 2019;46(21):s287-s306.

74.   Thoma DS, Naenni N, Figuero E, et al. Efeitos dos procedimentos de aumento de tecidos moles na saúde ou doença peri-implantar: uma revisão sistemática e meta-análise. Clin Oral Implants Res. 2018;29(15):s32-s49.

75.   Jepsen S, Berglundh T, Genco R, et al. Prevenção primária da periimplantite: gestão

da mucosite peri-implantar. J Clin Periodontol. 2015;42:s152-s157.

76. Schou S, Berglundh T, Lang NP. Tratamento cirúrgico da peri-implantite. Int J Oral Maxillofac Implants 2004;19(Suppl):140-9.

77. Karring ES, Stavropoulos A, Ellegaard B, Karring T. Tratamento da periimplantite com o sistema Vectors. Um estudo piloto. Clin Oral Implants Res 2005;16:288-93.

78. Renvert S, Lessem J, Dahle'n G, Lindahl C, Svensson M. Microesferas de minociclina tópica versus gel de clorexidina tópica como adjuvante do desbridamento mecânico de infecções peri-implantares incipientes: Um ensaio clínico aleatório. J Clin Periodontol 2006;33:362-9.

79. Derks J, Schaller D, Hâkansson J, et al. Peri-implantite - início e padrão de progressão. J Clin Periodontol. 2016;43(4):383-388.

80. Fransson C, Lekholm U, Jemt T, et al. Prevalência de indivíduos com perda óssea progressiva em implantes. Clin Oral Implants Res. 2005;16(4):440-446.

81. Sumanth KS, Savitha B, Lotwani V, Revathi K, Reddy S. Tratamento da deiscência durante a colocação do implante e carga no pilar angulado na região do incisivo lateral do maxilar: Relato de um caso. J Indian Prosthodont Soc. 2014 Dec;14(Suppl 1):319-22. doi: 10.1007/s13191-014-0376-9. Epub 2014 Oct 11.

82. Journal of Oral Implantology Tratamento minimamente invasivo da deficiência de tecido mole à volta de uma restauração implanto-suportada na zona estética: Técnica VISTA modificada: Relato de caso AAID-JOI-D-13-00043.

83. Tratamento de um defeito do tipo deiscência à volta de um implante dentário com uma membrana biodegradável, Frank Broseler.

84. Beaumont C, Zafiropoulos GG, Rohmann K, Tatakis DN. Prevalência de doença do seio maxilar e anomalias em pacientes programados para procedimentos de elevação do seio maxilar. J Periodontol 2005;76:461-467.

85. McGowan DA, Baxter PW, James J. The maxillary sinus and its dental implications (O seio maxilar e as suas implicações dentárias). Oxford: Wright, Butter- Worth-Heinemann Ltd; 1993. p. 1-25.

86. Chanavaz M. Procedimentos de enxerto sinusal e dentisteria de implantes: uma revisão de 21 anos de experiência cirúrgica (1979-2000). Implant Dent. 2000;9(3):197-206.

87. Scarfe WC, Langlais RP, Ohba T, Kawamata A, Maselle I. Padrões radiográficos panorâmicos do canal infra-orbital e do plexo dentário superior anterior. Dentomaxilofac Radiol. 1998 Mar;27(2):85-92.

88. Roberti F, Boari N, Mortini P, Caputy AJ. A fossa pterigopalatina: um relatório anatómico. J Craniofac Surg. 2007 May;18(3):586-90.

89. Whyte A, Boeddinghaus R. O seio maxilar: fisiologia, desenvolvimento e anatomia imagiológica. Dentomaxillofac Radiol. 2019 Dec;48(8):20190205.

90. Mc Growan DA, Baxter PW, James J. O seio maxilar e as suas implicações dentárias. 1.ª ed. Londres: Wright Co., 1993:1-25.

91. Waite DE. Seio maxilar. Dent Clin North Am 1971;15:349- 368.

92. PJ. Nolan, K. Freeman, R.A. KrautCorrelação entre a perfuração da membrana Schneideriana e o resultado do enxerto de elevação do seio maxilar: uma avaliação retrospetiva de 359 seios maxilares aumentados J Oral Maxillofac Surg, 72 (2014), pp. 47-52.

93. Eberhardt JA, Torabinejad M, Christiansen EL. Um estudo tomográfico computorizado das distâncias entre o pavimento do seio maxilar e os ápices dos dentes posteriores maxilares. Oral Surg Oral Med Oral Pathol. 1992 Mar;73(3):345-6.

94. Roccuzzo M, Bonino L, Dalmasso P, Aglietta M. Resultados a longo prazo de um estudo de coorte prospetivo de três braços sobre implantes em pacientes periodontalmente comprometidos: Dados de 10 anos em torno da superfície jacteada com areia e gravada com ácido (SLA). Clin Oral Implants Res. 2014;25(10):1105-12.

95. Esposito M, Grusovin MG, Rees J, Karasoulos D, Felice P, Alissa R, Worthington H, Coulthard P. Effectiveness of sinus lift procedures for dental implant rehabilitation: a Cochrane systematic review. Eur J Oral Implantol. 2010;3(1):7-26.

96. Sorni M, Guarinos J, Peharrocha M. Implantes em contrafortes anatómicos do maxilar superior. Med Oral Patol Oral Cir Bucal. 2005;10(2):163-8.

97. Chrcanovic BR, Albrektsson T, Wennerberg A. Sobrevivência e complicações dos implantes zigomáticos: uma revisão sistemática actualizada. J Oral Maxillofac Surg. 2016 Oct;74(10):1949-64.

98. Boyne PJ, James RA. Enxerto do pavimento do seio maxilar com medula e osso

autógenos. J Oral Surg. 1980;38(8):613-6.

99.   Summers RB. Um novo conceito na cirurgia de implantes maxilares: a técnica do osteótomo. Compêndio. 1994;15(2):154-6.

100.   Jensen OT, Shulman LB, Block MS, Iacono VJ. Relatório da conferência de consenso sobre o seio maxilar de 1996. Int J Oral Maxillofac Implants 1998;13(suppl): 11-45.

101.   Cho SC, Yoo SK, Wallace SS, Froum SJ, Tarnow DP. Correlação entre a espessura da membrana e as taxas de perfuração na cirurgia de aumento do seio maxilar. Apresentado na Reunião Anual da Academia de Osteointegração, Dallas, 14-16 de março de 2002.

102.   Underwood AS. An inquiry into the anatomy and pathology of the maxillary sinus (Uma investigação sobre a anatomia e a patologia do seio maxilar). J Anat Physiol 1910;44:354-369.

103.   Krennmair G, Ulm GW, Lugmayr H, Solar P. A incidência, localização e altura dos septos do seio maxilar na maxila edêntula e dentada. J Oral Maxillofac Surg 1999;57:667-671.

104.   Cawood JI, Howell RA. A classification of the edentulous jaws. J Oral Maxillofac Surg 1988;17:232-236.

105.   Sussman HI. Desvitalização dentária através da colocação de implantes: Um relato de caso. Periodontal Clin Investig 1998;20:22-24

106.   Bergermann M, Donald PJ, aWengen DF. Aspiração da chave de parafusos. Uma complicação da colocação de implantes dentários. Int J Oral Maxillofac Surg 1992;21:339-341.

107.   Pinto A, Scaglione M, Pinto F, et al. Aspiração traqueobrônquica de corpos estranhos: Indicações actuais para radiografia simples de tórax de emergência. Radiol Med 2006;111:497-506.

108.   Agarwal RK, Banerjee G, Shembish N, Jamal BA, Kareemullah C, Swaleh A. Foreign bodies in the tracheobronchial tree: Uma revisão de 102 casos em Benghazi, Líbia. Ann Trop Paediatr 1988;8:213-216.

109.   Haliloglu M, Ciftci AO, Oto A, et al. CT virtual bronchoscopy in the evaluation of children with suspected foreign body aspiration. Eur J Radiol 2003;48:188-192.

110. Worthington P. Corpo estranho ingerido associado ao tratamento com implantes orais: Relato de um caso. Int J Oral Maxillofac Implants 1996;11:679-681.

111. Barkmeier WW, Cooley RL, Abrams H. Prevenção da deglutição ou aspiração de objectos estranhos. J Am Dent Assoc 1978;97:473-476.

112. Hashem AA, Claffey NM, O'Connell B. Pain and anxiety following the placement of dental implants (Dor e ansiedade após a colocação de implantes dentários). Int J Oral Maxillofac Implants 2006;21:943-950.

113. Muller E, Ríos Calvo MP. Dor e implantologia dentária: Quantificação sensorial e aspectos afectivos. Parte I: No consultório dentário privado. Implant Dent 2001;10:14-22.

114. Fortin T, Bosson JL, Isidori M, Blanchet E. Efeito da cirurgia sem retalho na dor sentida na colocação de implantes utilizando um sistema guiado por imagem. Int J Oral Maxillofac Implants 2006;21:298-304.

115. Leckel M, Kress B, Schmitter M. Dor neuropática resultante da colocação de implantes: Relato de caso e conclusões de diagnóstico. J Oral Rehabil 2009; 36:543-546.

116. Siervo S. Suturing Techniques in Oral Surgery (Técnicas de Sutura em Cirurgia Oral). Chicago: Quintessence, 2008:212.

117. Monsour PA, Savage NW. Enfisema cervicofacial após procedimentos dentários. Aust Dent J 1989;34:403-406.

118. McKenzie WS, Rosenberg M. Enfisema subcutâneo iatrogénico de origem dentária e cirúrgica: Uma revisão da literatura. J Oral Maxillofac Surg 2009;67:1265-1268.

119. Bergendal T, Forsgren L, Kvint S, Lowstedt E. O efeito de um instrumento airbrasive nos tecidos moles e duros em redor de implantes osseointegrados. Relato de um caso. Swed Dent J 1990;14:219-223.

120. Frühauf J, Weinke R, Pilger U, Kerl H, Müllegger RR. Enfisema cervicofacial de tecidos moles após tratamento dentário: Relato de 2 casos com ênfase no diagnóstico diferencial de angioedema. Arch Dermatol 2005; 141:1437-1440.

121. Davies DE. Pneumomediastino após cirurgia dentária. Anaesth Intensive Care 2001;29:638-641.

122. Jividen G Jr., Misch CE. Teste de torque reverso e falhas de carregamento precoce: Ajuda ou obstáculo? J Oral Implantol 2000;26:82-90.

123. Oh TJ, Yoon J, Misch CE, Wang HL. As causas da perda óssea precoce de implantes: Mito ou ciência? J Periodontol 2002;73:322-333.

124. Wohrle PS. Substituição de um único dente na zona estética com provisionalização imediata: Catorze relatos de casos consecutivos. Pract Periodontics Aesthet Dent 1998;10:1107-1114.

125. Szmukler-Moncler S, Salama H, Reingewirtz Y, Dubruille JH. Momento de carga e o efeito da micromovimentação na interface osso-implante dentário: Revisão da literatura experimental. J Biomed Mater Res 1998;43:192-203.

126. Meredith N, Alleyne D, Cawley P. Determinação quantitativa da estabilidade da interface implante-tecido utilizando a análise de frequência de ressonância. Clin Oral Implant Res 1996;7:261-267.

127. Meredith N. Avaliação da estabilidade do implante como fator determinante do prognóstico. Int J Prosthodont. 1998;11:491-501.

128. Papadpyridakos P, Chen CJ, Singh M, Weber HP, Gallucci GO. Critérios de sucesso em implantologia dentária: Uma revisão sistemática. J Dent Res. 2012;91:242-48.

129. Lozano-Carrascal N, Salomo-Coll O, Gilabert-Cerda M, Farre-Pages N, Gargallo-Albiol J, Hernandez-Alfaro F. Efeito do macro-design do implante na estabilidade primária: um estudo clínico prospetivo. Med Oral Patol Oral Cir Bucal. 2016;21(2):e214-21.

130. Kourtis SG, Sotiriadou S, Voliotis S, et al. Resultados de implantes dentários na prática privada. Parte I: sobrevivência e avaliação dos factores de risco - Parte II: complicações cirúrgicas e protéticas. Implant Dent. 2004;13(4):373-385.

131. Jemt T. Implantes unitários na maxila anterior após 15 anos de seguimento: comparação com implantes centrais na maxila edêntula. Int J Prosthodont. 2008;21(5):400-408.

132. Kirov D, Stoichkov B. Factores que afectam o afrouxamento do parafuso do pilar. In: Journal of IMAB-Annual Proceeding (Scientific Papers). 2017;23:1505-1509.

133. Piatelli A, Piatelli M, Scarano A, Montesani L. Relatório de microscopia eletrónica de luz e de varrimento de quatro implantes fracturados. Int J Oral Maxillofac Implants. 1998;13:561-64.

134.	Balshi TJ. Análise e gestão de implantes fracturados: Um relatório clínico. Int J Oral Maxillofac Implants. 1996; 11: 660-666.

135.	Siddiqui AA, Caudill R. Actas do 4° Simpósio Internacional de Dentisteria de Implantes. Foco na estética. San Diego, Califórnia, 27-29 de janeiro de 1994. J Prosthet Dent. 1994; 72:623-634.

136.	Rangert B, Krogh PHJ, Langer B, et al. Sobrecarga de flexão e fratura de implantes: Uma análise clínica retrospetiva. Int J Oral Maxillofac Implants. 1995; 10: 326-334.

137.	Ragnar A, Eriksson B, Lekholm U, et al. Um estudo de acompanhamento a longo prazo de implantes osseointegrados no tratamento de maxilares totalmente desdentados. Int J Oral Maxillofac Implants. 1990; 5: 347-359.

138.	Luterbacher S, Fourmousis I, Lang NP, et al. Pilares protéticos fracturados em implantes osseointegrados: Uma complicação técnica a ter em conta. Clin Oral Implants Res. 1999; 11: 163-170.

139.	Morgan MJ, James DF, Pilliar RM. Fracturas do componente de fixação de um implante osseointegrado. Int J Oral Maxillofac Implants. 1993; 4: 409-414.

140.	Linkow LI, Donath K, Lemons JE. Análises de recuperação de um implante de lâmina após 231 meses de função clínica. Implant Dent. 1992; 1: 37-43.

141.	Sánchez-Pérez A, Moya-Villaescusa MJ, Jornet-Garcia A, Gomez S. Etiologia, factores de risco e tratamento das fracturas de implantes. S.Med Oral Patol Oral Cir Bucal. 2010;1:E504-508.

142.	Mendonça G, Mendonça DB, Fernandes-Neto AJ, Neves FD. Tratamento de implantes dentários fracturados: relato de um caso. Implant Dent. 2009;18:10-16.

143.	GargalloAlbiol J, Satorres-Nieto M, PuyueloCapablo JL, Sánchez Garcés MA, Pi Urgell J, Gay Escoda C. Fracturas de implantes dentários endósseos: análise de 21 casos. Med Oral Patol Oral Cir Bucal. 2008;13:E124-28.

144.	Goodacre CJ, Kan JY, Rungcharassaeng K. Complicações clínicas dos implantes osseointegrados. J Prosthet Dent. 1999; 81:537-52.

145.	Hofschneider U, Tepper G, Gahleitner A, Ulm C. Avaliação do fornecimento de sangue à região mental para a redução de complicações hemorrágicas durante a cirurgia de implantes na região interforaminal. Int J Oral Maxillofac Implants. 1999 maio-

Jun;14(3):379-83. PMID: 10379111.

146. Eckert SE, Meraw SJ, Cal E, Ow RK. Análise da incidência e factores associados a implantes fracturados: um estudo retrospetivo. Int J Oral Maxillofac Implants. 2000;15:662- 67.

147. Kim SG. Danos relacionados com implantes num dente adjacente: relato de um caso. Implant Dent.
2000;9(3):278-80. doi: 10.1097/00008505-200009030-00016. PMID: 11307415.

148. Bragger U, Aeschlimann S, Bürgin W, Hamerle CH, Lang NP. Complicações biológicas e técnicas e falhas com próteses parciais fixas (FPD) sobre implantes e dentes após quatro a cinco anos de função. Clin Oral Implants Res. 2001; 12:26-34.

149. Gotfredsen K, Karlsson U. Um estudo prospetivo de 5 anos de próteses parciais fixas suportadas por implantes com superfície maquinada e jacteada com TiO2. J Prosthodont. 2001; 10:27.

150. Berglundh T, Persson L, Klinge B. Uma revisão sistemática da incidência de complicações biológicas e técnicas em Implantologia relatadas em estudos longitudinais prospectivos de pelo menos 5 anos. J Clin Periodontol. 2002; 29:197-12.

151. McDermott NE, Chuang SK, Woo VV, Dodson TB. Complicações dos implantes dentários: identificação, frequência e factores de risco associados. Int J Oral Maxillofac Implants. 2003; 18:848-55.

152. Stefanos G. Kourtis, DDS, Stella Sotiriadou, DDS, Stamatis Voliotis, DDS, e Anastasios Challas, DDS, Private Practice Results of Dental Implants. Parte I: Sobrevivência e Avaliação dos Factores de Risco - Parte II: Complicações Cirúrgicas e Protéticas, IMPLANT DENTISTRY / VOLUME 13, NÚMERO 4 2004.

153. Alssadi G, Quiryen M, Komerek A, van Steemberghe D. Impacto dos factores locais e sistémicos na incidência de fracasso dos implantes orais, até à ligação do pilar. J Clin Periodontol. 2007; 34:610.

154. Longoni, Salvatore MD, DDS; Sartori, Matteo DDS, DIU; Braun, Marc MD; Bravetti, Pierre DDS; Lapi, Antonio DDS; Baldoni, Marco MD, DMD; Tredici, Giovanni MD. Canais Vasculares Lingual da Mandíbula: O risco de complicações hemorrágicas durante os procedimentos de implante. Implantologia 16(2):p 131-138, junho de 2007. | DOI: 10.1097/ID.0b013e31805009d5.

155. GargalloAlbiol J, Satorres-Nieto M, PuyueloCapablo JL, Sánchez Garcés MA, Pi Urgell J, Gay Escoda C. Fracturas de implantes dentários endósseos: análise de 21 casos. Med Oral Patol Oral Cir Bucal. 2008;13:E124-28

156. Manor Y, Oubaid S, Mardinger O, Chaushu G, Nissan J. Caraterísticas da falha precoce ou tardia de implantes: um estudo retrospetivo. J Oral Maxillofac Surg. 2009; 67:2649-52.

157. Al Quran FA, Rashan BA, Al-Dwairi ZN. Gestão de fracturas de implantes dentários. Uma história de caso. J Oral Implantol. 2009; 35:210-14.

158. Gealh W, Mazzo V, Barbi F, Camarini ET. Fratura de implantes osseointegrados: causas e tratamento. J Oral Implantol. 2010; 37:499-503.

159. Anner R, Grossmann Y, Anner Y, Levin L. Tabagismo, diabetes mellitus, periodontite e tratamento periodontal de suporte como factores associados à sobrevivência dos implantes dentários: uma avaliação retrospetiva a longo prazo de pacientes seguidos até 10 anos. Implant Dent. 2010 Feb;19(1):57-64. doi: 10.1097/ID.0b013e3181bb8f6c. PMID: 20147817.

160. Romeo E, Storelli S. Revisão sistemática da taxa de sobrevivência e das complicações biológicas, técnicas e estéticas de próteses dentárias fixas com cantilevers sobre implantes relatadas em estudos longitudinais com uma média de 5 anos de seguimento. Clin Oral Implants Res. 2012; 23:39-49.

161. Mangano C, Piattelli A, Mortellaro C, Mangano F, Perrotti V, Iezzi G. Avaliação da resposta óssea peri-implantar em implantes recuperados por fratura após mais de 20 anos de carga. Uma série de casos. J Oral Implantol. 2013; 21.

162. Ülkü, Sabiha Zelal; Acun Kaya, Filiz; Uysal, Ersin; Gulsun, Belgin (2017). Avaliação Clínica de Complicações em Próteses Suportadas por Implantes: Um Estudo Retrospetivo de 4 Anos. Medical Science Monitor, 23(), 6137-6143. doi:10.12659/MSM.907840.

163. Heitz-Mayfield, LJ, Aaboe, M, Araujo, M, et al. Relatório de Consenso do Grupo 4 ITI: Riscos e complicações biológicas associadas à implantologia dentária. Clin Oral Impl Res. 2018; 29(Suppl. 16): 351- 358. https://doi.org/10.1111/clr.13307

164. Ziccardi VB, Assael LA. Mechanisms of trigeminal nerve injuries (Mecanismos de lesões do nervo trigémeo). Atlas Oral Maxillofac Surg Clin North Am. 2001 Sep;9(2):1-

11

165. Matarasso, Iorio Siciliano, Aglietta, Andreuccetti, & Salvi, 2014; Pommer et al., 2016; Romeo et al., 2005; Romeo, Lops, Chiapasco, Ghisolfi, & Vogel, 2007; Schwarz, Hegewald, John, Sahm, & Becker, 2013; Schwarz, Sahm, Iglhaut, & Becker, 2011

166. Tal H, Reiser V, Naishlos S, Avishai G, Kolerman R, Chaushu L. Screw-Type Collar vs. Non-Screw-Type Collar Implants-Comparison of Initial Stability, Soft Tissue Adaptation, and Early Marginal Bone Loss-A Preclinical Study in the Dog. Biologia (Basileia). 2022 Aug 12;11(8):1213. doi: 10.3390/biology11081213. PMID: 36009840; PMCID: PMC9405267

167. Cairo F, Cortellini P, Tonetti M, Nieri M, Mervelt J, Cincinelli S, Pini-Prato G. Retalho avançado coronalmente com e sem enxerto de tecido conjuntivo para o tratamento de recessão gengival maxilar única com perda de ligação inter-dentária. Um ensaio clínico controlado e aleatório. J Clin Periodontol. 2012 Aug;39(8):760-8. doi: 10.1111/j.1600-051X.2012.01903.x. Epub 2012 May 28. PMID: 22639845.

168. Vatenas I, Linkevicius T. A utilização do enxerto de tecido conjuntivo do palato para o aumento vertical de tecido mole durante a colocação de implantes dentários submersos: Uma série de casos. Clin Exp Dent Res. 2022 Oct;8(5):1103-1108. doi: 10.1002/cre2.626. Epub 2022 Jul 4. PMID: 35789972; PMCID: PMC9562572

169. Pourabbas R, Chitsazi MT, Kosarieh E, Olyaee P. Retalho avançado coronalmente em combinação com matriz dérmica acelular com ou sem derivados da matriz do esmalte para cobertura radicular. Indian J Dent Res. 2009 Jul-Set;20(3):320-5. doi: 10.4103/09709290.57374. PMID: 19884716

170. Wang HL, Boyapati L. Princípios "PASS" para uma regeneração óssea previsível. Implant Dent. 2006 Mar;15(1):8-17. doi: 10.1097/01.id.0000204762.39826.0f. PMID: 16569956

171. Al-Faraje L. Surgical complications in oral implantology: etiology, prevention, and management (Complicações cirúrgicas em implantologia oral: etiologia, prevenção e gestão). Hanover Park: Quintessence; 2011. p. 153-60.

172. Woo I, Le BT. Elevação do assoalho do seio maxilar: Revisão da anatomia e duas técnicas. Implant Dent. 2004;13:28-32.

173. Cho SC, Wallace SS, Froum SJ, Tarnow DP. Influência da anatomia nas perfurações

da membrana Schneideriana durante a cirurgia de elevação do seio maxilar: Análise tridimensional. Pract Proced Aesthet Dent. 2001;13:160-3

174. [Um sistema de classificação para perfurações da membrana sinusal durante procedimentos de aumento com opções de reparação Dr. James M. Vlassis, Paul A. Fugazzotto https://doi.org/10.1902/jop.1999.70.6.692]

175. Gupta S, Gupta H, Tandan A. Complicações técnicas dos implantes - causas e tratamento: Uma revisão abrangente. Natl J Maxillofac Surg. 2015;6:3-8

176. Piattelli A, Scarano A, Piattelli M, Vaia E, Matarasso S. Implantes ocos recuperados por fratura: Uma análise ao microscópio eletrónico de luz e de varrimento de 4 casos. J Periodontol. 1998;69:185-9

177. Balshi TJ. Análise e gestão de implantes fracturados: Um relatório clínico. Int J Oral Maxillofac Implants. 1996;11:660-6

178. Zarb GA, Schmitt A. A eficácia clínica longitudinal dos implantes dentários osseointegrados: O estudo de Toronto. Parte III: Problemas e complicações encontradas. J Prosthet Dent. 1990;64:185-94

179. Walia MS, Arora S, Luthra R, Walia PK. Remoção de parafuso de implante dentário fracturado utilizando uma nova técnica: Relato de um caso. J Oral Implantol. 2012;38:747-50

180. Tagger Green N, Machtei EE, Horwitz J, Peled M. Fratura de implantes dentários: Revisão da literatura e relato de um caso. Implant Dent. 2002;11:137-43

181. Brunski JB, Puleo DA, Nanci A. Biomateriais e biomecânica dos implantes orais e maxilofaciais: Estado atual e desenvolvimentos futuros. Int J Oral Maxillofac Implants. 2000;15:15-46

182. Liaw K, Delfini RH, Abrahams JJ. Complicações de implantes dentários. Semin Ultrasound CT MR. 2015;36:427-33

183. Sadid-Zadeh R, Kutkut A, Kim H. Falha protética em implantologia dentária. Dent Clin North Am. 2015;59:195-214

184. Sahin S, Cehreli MC. O significado da adaptação passiva da estrutura na prótese sobre implantes: Estado atual. Implant Dent. 2001;10:85-92

185. Kan JY, Rungcharassaeng K, Bohsali K, Goodacre CJ, Lang BR. Métodos clínicos

para avaliar a adaptação da estrutura do implante. J Prosthet Dent. 1999;81:7-13

186. Fusayama T, Wakumoto S, Hosada H. Precisão de próteses parciais fixas feitas com várias técnicas de soldadura e peças fundidas de uma só peça. J Prosthet Dent. 1964;14:334-42

187. Nicholls JI. A medição da distorção: Considerações teóricas. J Prosthet Dent. 1977;37:578-86

188. Zoidis PC, Winkler S, Karellos ND. O efeito da soldadura, eletrossoldadura e procedimentos de fundição na precisão do ajuste de barras de implantes fundidas. Implant Dent. 1996;5:163-8

189. Thoupos GA, Zouras CS, Winkler S, Roussos VG. Ligação de segmentos de estruturas de implantes. Implant Dent. 1995;4:97-9

190. Phillips KM, Nicholls JI, Ma T, Rubinstein J. A exatidão de três técnicas de moldagem de implantes: Uma análise tridimensional. Int J Oral Maxillofac Implants. 1994;9:533-40

191. Tonetti MS, Schmid J. Patogénese dos fracassos dos implantes. Periodontologia. 1994;2000(4):127-138

192. Adell R, Lekholm U, Rockler B, et al. Um estudo de 15 anos de implantes osseointegrados no tratamento do maxilar edêntulo. Int J Oral Surg. 1981;10:387-416

193. Adell R, Lekholm U, Rockler B, et al. Um estudo de 15 anos de implantes osseointegrados no tratamento do maxilar edêntulo. Int J Oral Surg. 1981;10:387-416

194. Tonetti MS, Schmid J. Patogénese dos fracassos dos implantes. Periodontologia. 1994;2000(4):127-138

195. Misch CE. Etiologia da perda óssea crestal precoce e o seu efeito no planeamento do tratamento para implantes. 2. Dental Learning Systems Co, Inc. Pós-graduação em Medicina Dentária; 1995:3-17

196. Wilderman MN, Pennel BM, King K, et al. Histogénese da reparação após cirurgia óssea. J Periodontol. 1970;41:551-565

197. Koutsonikos A. Implants: success and failure - a literature review. Ann R Australas Coll Dent Surg. 1998;14:75-80

198. Misch CE, Suzuki JB, Misch-Dietsh FD, et al. Uma correlação positiva entre trauma

oclusal e perda óssea peri-implantar: apoio da literatura. Implant Dent. 2005;14:108-114

199.   Susarla SM, Lam NP, Donoff RB, et al. Uma comparação da satisfação do paciente e da avaliação objetiva da função neurosensorial após a reparação do nervo trigémeo. J Oral Maxillofac Surg 2005;63(8):1138-44

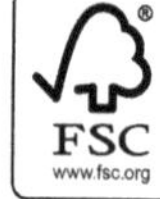

Printed by Books on Demand GmbH, Norderstedt / Germany